은밀한 살인자,
초미세먼지 PM2.5 위협에서 살아남기

핵심만 읽는
전나무숲
건강이야기
05

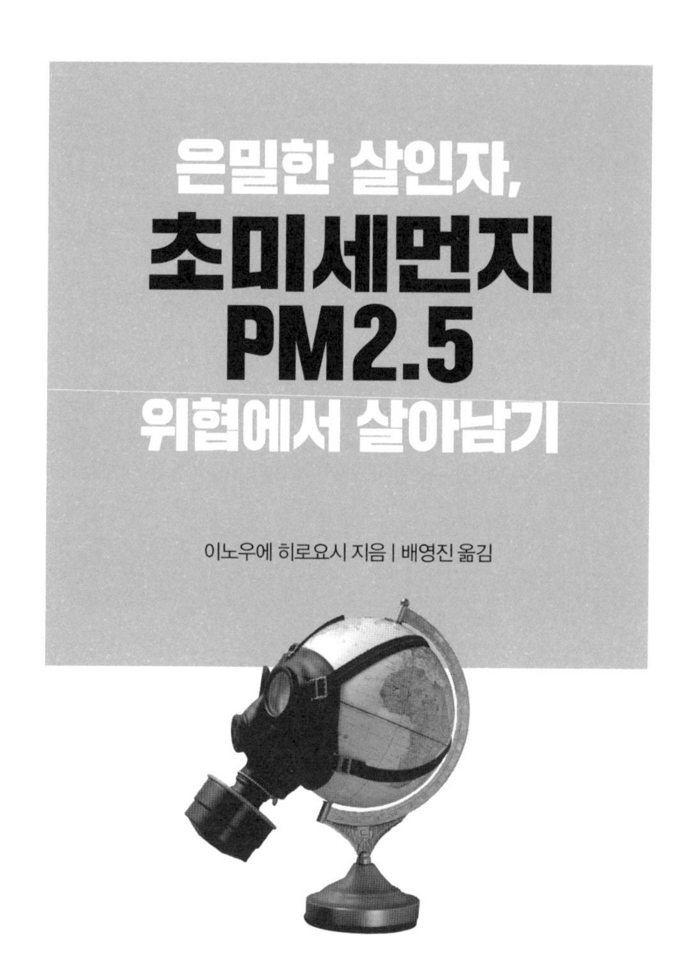

은밀한 살인자, 초미세먼지 PM2.5 위협에서 살아남기

이노우에 히로요시 지음 | 배영진 옮김

전나무숲

프롤로그

환자가 급증하는 폐 질환,
그 원인은 초미세먼지?!

몇 해 전부터 대기오염 문제로 온 세계가 떠들썩하다. 그중에서도 초미세먼지, 즉 PM2.5는 최근 들어 언론매체를 수놓기 시작했다. 중국에서 황사가 불어오는 계절이면 초미세먼지(PM2.5)가 건강에 심각한 피해를 끼친다고 전하고, 머지않아 이 물질이 사망 원인 3위 안에 들 것이라 추정하기도 한다. 그야말로 눈에 보이지 않는 위기가 코앞에 들이닥친 것 같은 분위기이다.

그런데 일부 사람들은 이를 '중국에서 날아오는 그저 그런 위험물질' 정도로만 알고 있는 것 같다. 초미세먼지(PM2.5)는 1990년대 후반에 미국이 미세먼지(PM10)를 대기환경기준*에 포함하면서 처음으로 세상에 알려졌다.

나는 초미세먼지(PM2.5)가 인체에 끼치는 영향을 약 10년

* 대기를 오염시키는 원인이 되는 가스 또는 입자상물질에 대한 법적 허용 기준

전부터 연구하였다. 물론 대기오염도 연구 대상에 포함하였다. 나의 결론부터 말하면 이렇다.

"지금까지 알려진 초미세먼지(PM2.5)의 폐해는 아무것도 아니다. 오히려 알려지지 않은 폐해가 더 크고 무섭다."

앞뒤가 안 맞는 말이라 조금 미안하지만, 이렇게 꼬집는 데는 이유가 있다. 언론을 통해 드러난 문제는 초미세먼지(PM2.5)의 아주 작은 부분에 불과하기 때문이다. 사실 초미세먼지(PM2.5)는 중국에서 날아온 물질이 전부가 아니며 우리 주변에 늘 존재한다. 이 말에 당신은 묻고 싶을 것이다.

"우리 주변에 항상 있어 왔다면 왜 이제야 문제가 되는가?"

이 질문이야말로 초미세먼지(PM2.5)의 특징을 그대로 반영하고 있으며, 이 질문에 대한 대답은 이 책에 있다. 우선 다음의 두 가지 사실을 기억해야 한다.

- 초미세먼지(PM2.5)는 매우 작은 물질이다.
- 초미세먼지(PM2.5)는 어디에나 있는 물질이다.

'아주 작고 어디에나 있다'라는 특성 때문에 초미세먼지(PM2.5)는 없애기가 어렵다. 게다가 소리도 냄새도 없이 인체에 들어와 심각한 상처를 입힌다. 호흡기 · 순환기 · 소화기 · 눈 · 피부 등 가리는 곳 없이 말이다. 그중에서 초미세먼지(PM2.5)로 말미암은 폐 질환이 가장 심각하다. 폐는 한 번이라도 병에 걸려서 기능이 손상되면 회복이 힘들어 결국 기능이 나빠진 부분을 절제할 수밖에 없다. 그러면 당연히 호흡하는 데 어려움을 겪는다.

최근 들어 정확한 원인은 모르지만 폐암, 폐렴, 만성 폐쇄성 폐 질환(COPD; chronic obstructive pulmonary disease) 등으로 사망한 사람이 급증하여 남성 사망 원인의 1위를 차지하고, 여성의 경우도 사망 원인 1위가 될 정도의 기세로 사망자가 늘고 있다. 이런 현상의 원인이 초미세먼지(PM2.5)와 관련 있다는 점을 인정하지 않을 수 없다.

"난 담배를 피우지 않으니까 괜찮아!"라며 폐 질환을 우습게 보아서는 안 된다. 예전에는 일본인의 흡연율이 50% 이상이었는데, 지금은 20% 이하이다. 또 그때는 석탄을 에너지원으로 사용하였으며, 노동 여건도 광산·공장 등 폐에 나쁜 환경이었다. 맑고 깨끗한 공기에 대한 인식도 보급되지 않았다. 그런데도 폐 질환 발병률은 현재보다도 더 적었다! 담배의 3대 유해물인 니코틴·타르·일산화탄소 다음으로 초미세먼지(PM2.5)를 제4의 해로운 물질로 여기는 이유가 바로 여기에 있다.

지금까지는 심장, 뇌에 비해 폐를 그다지 주목하지 않았다. 병에 잘 걸리는 장기도 아니었고, 심장·뇌와 달리 폐로 인해 돌연사하는 사례도 없었기 때문이다. 하지만 폐는 건강하게 사는 데 꼭 필요한 장기이므로 우리는 이제라도 초미세먼지(PM2.5)에 관해 알아둘 필요가 있다.

나는 약리학적 시각에서 담배연기 등 인공 미세입자가 생체에 끼치는 영향을 오랫동안 연구하였다. 그 결과를 의학·화학의 관점에서 정리하고 대기오염물인 초미세먼지(PM2.5)의 문제점과 대책을 실어 이 책을 내게 되었다. 이 책을 통하여 초미세먼지(PM2.5)에 대한 정보를 독자들도 공유하고, 그로 인한 문제도 함께 헤쳐나가는 계기가 되었으면 한다.

_ 이노우에 히로요시

차 례

PART 3

초미세먼지가 우리의 건강을 좀먹는다

PART 4

초미세먼지의 위협에서 살아남기

PART 1

초미세먼지 경보,
이것은
실제 상황이다!

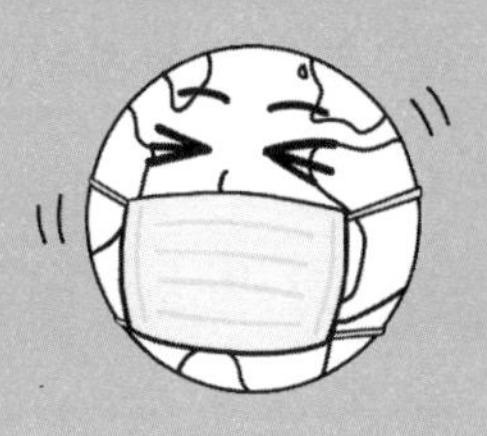

초미세먼지는 전 세계적인 문제다. 세계보건기구(WHO)에서도 초미세먼지의 위험성을 경고했다. 우리가 숨 쉬는 공기는 암을 유발하는 물질로 오염됐고, 이러한 대기오염은 건강 자체에도 큰 위협이지만 암을 유발해 사망케 하는 가장 큰 환경적 요인이라고 결론을 내렸기 때문이다. 대기오염의 원인으로는 차량이나 발전소 등의 배기가스, 농업이나 산업활동 과정에서 발생하는 오염물질, 가정 난방, 스모그, 미세먼지 및 초미세먼지 등 다양하다. 그중에서 가장 무시무시한 물질은 초미세먼지다.

초미세먼지는 무엇이고, PM2.5는 대체 뭘까

요즈음 자주 듣게 되는 용어 중에 'PM2.5'가 있다. PM2.5는 대체 무엇일까? PM2.5는 대기오염 분야의 전문 용어로, '입자의 공기역학적 지름*이 2.5㎛(마이크로미터) 이하인 입자상(狀)물질'을 뜻하며 '초미세먼지'로도 불린다. P는 particulate(미립자 상태), M은 matter(물질)의 머리글자로 PM은 '대기 중에 떠도는 고체나 액체의 작은 입자상물질'을 말한다.

* 현미경으로 측정할 수 있는 물리적 크기가 아닌 먼지의 역학적 특성(침강속도 또는 종단속도)에 의해 측정되는 먼지의 크기. 먼지의 밀도, 형태 및 크기에 의해 결정된다.

공기(대기) 중에는 실로 다양한 물질이 떠다닌다. 그중 가장 흔한 것이 집먼지와 꽃가루인데, 초미세먼지(PM2.5)로서 문제가 되는 물질은 입자 크기가 그보다 더 작다. '2.5'는 크기를 나타내는 수치로 초미세먼지(PM2.5)의 크기가 얼마나 작은지는 아래의 그림을 보면 잘 알 수 있다. 머리카락의 지름이 약 70㎛인데, 초미세먼지(PM2.5)는 이의 약 30분의 1이다. 참고로 1㎛는 1mm의 1000분의 1이다. 2.5㎛는 도저히 눈으로 볼 수 없는 크기다.

하지만 초미세먼지(PM2.5)는 다양한 입자물질들로 이루어

초미세먼지(PM2.5)는 눈에 보이지 않을 정도로 작다

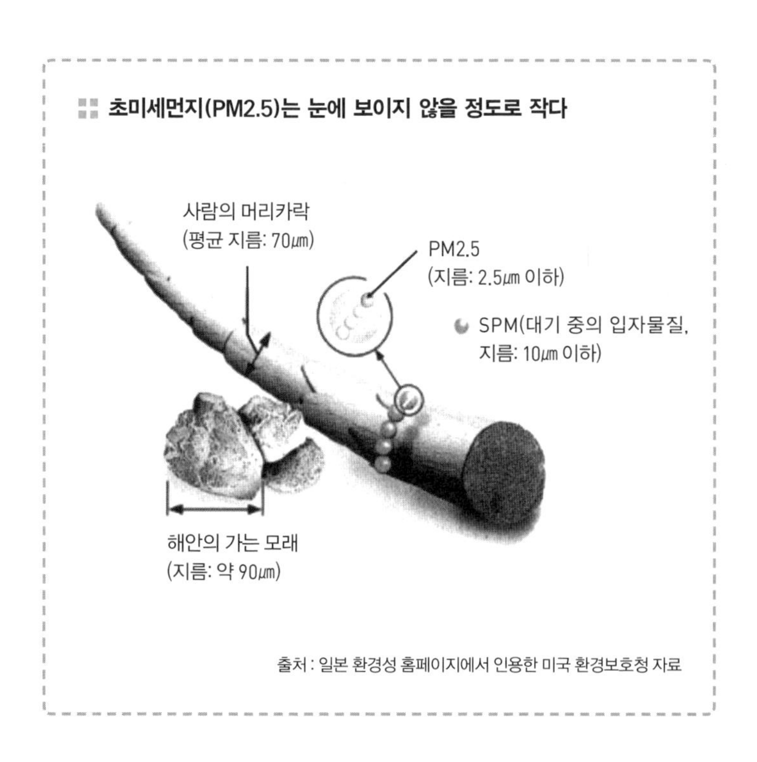

출처 : 일본 환경성 홈페이지에서 인용한 미국 환경보호청 자료

이것이 PM2.5의 실체다

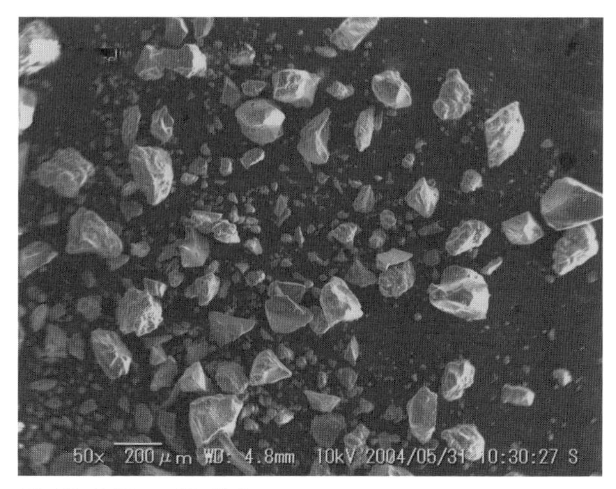

전자현미경을 50배로 확대

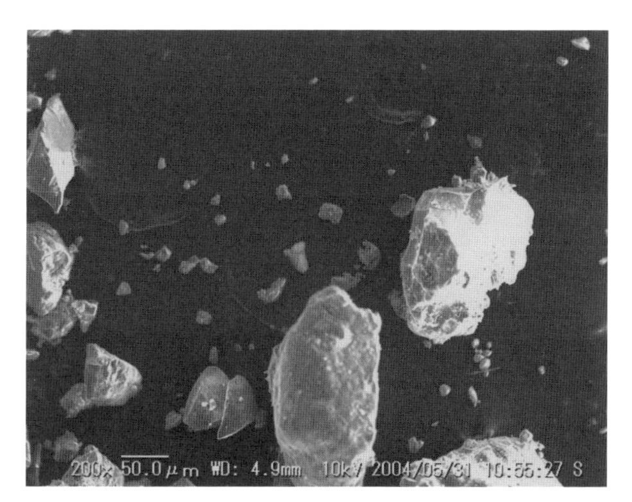

전자현미경을 200배로 확대

져 있기 때문에 '크기'만으로 규정되었을 뿐이다. 가장 널리 알려진 입자물질로 중국에서 날아오는 황사가 있지만, 이 외에 액체 상태의 입자물질이 있는가 하면 고체 상태의 입자물질도 있다. 이 물질들이 초미세먼지(PM2.5)로 만들어지는 과정도 가지각색이다.

초미세먼지(PM2.5)는 이렇게 생겨난다

입자물질은 크게 자연발생적인 것과 인공적인 것으로 나눌 수 있다. 황사로 대표되는 흙먼지, 바닷물에서 생기는 소금, 화산 폭발로 분출되는 화산재 따위가 대표적인 자연발생적 입자물질이다. 이런 것들의 알갱이가 아주 잘게 쪼개져 바람에 감아올려져서 공기 중에 떠돌면 그대로 초미세먼지(PM2.5)가 되거나, 다른 물질과 합쳐지고 변형되어 초미세먼지(PM2.5)가 된다. 예컨대, 중국처럼 큰 사막이 있는 나라에서는 모래에서 생긴 초미세먼지(PM2.5)가 많고, 칠레같이 바다에 접한 나라에서는 바닷물이 증발하면서 생긴 소금이 바람에 날려서 초미세먼지(PM2.5)가 되기도 한다.

인공적으로 발생하는 공장 매연, 자동차의 배기가스, 광산에서 나오는 분진, 들판의 잡초를 불살라서 날아오르는 연

초미세먼지(PM2.5)의 주요 발생 원인

입자물질	주요 발생 장소	발생 경로	
		자연발생적	인공적
황사	사막(중국)	○	
흩날리는 흙먼지	사막, 논밭, 사구	○	
화산재	화산	○	
산불로 인한 매연	산	○	
소금, 해조류	해안	○	
꽃가루, 곰팡이 포자	산림	○	
자동차 배기가스	도로		○
매연	공장, 소각장		○
분진(粉塵. 티끌)	건설 현장, 탄광		○
타이어 마모 분진	도로		○
담배연기			○
들불로 인한 매연	들판(논밭)		○

기 등도 초미세먼지(PM2.5)가 된다. 청정지역으로 알려진 브라질의 아마존 유역 같은 밀림 지대에서도 초미세먼지(PM2.5)가 발생하는데 그 원인은 잡초를 불사르는 데 있다.

초미세먼지(PM2.5)의 원인이 되는 입자물질의 비율은 나라마다 다르다. 선진국을 비롯해 경제 발전이 두드러진 나라에서는 인공적 입자물질의 비율이 높고, 개발도상국에서는 자연발생적 입자물질의 비율이 높다.

문제는 대기오염물질의 법적 허용 기준인 대기환경기준이 나라마다 다르다는 점이다. 중국 베이징의 경우, 대기에

■ **주요 국가의 황 함유량 환경기준**

국가	경유	휘발유(가솔린)
중국	150ppm 이하	150ppm 이하
미국	15ppm 이하	30ppm 이하
일본, 유럽연합	10ppm 이하	10ppm 이하

떠도는 초미세먼지(PM2.5)의 20~30%는 자동차 배기가스지만 이 지역의 승용차는 새것이 많아서 배기가스가 상당히 깨끗한 편이다. 그런데도 대기오염이 심한 이유는 석유 제품의 대기환경기준치가 높기 때문이다. 중국의 휘발유, 경유의 황 함유량 환경기준치는 일본의 환경기준치보다 15배나 높다. 중국 정부는 대기오염 문제로 석유 제품, 특히 자동차 연료의 품질을 일본 수준으로 높인다는 방침을 정하여 석유 기업에 하달했지만, 2017년 말이나 되어야 이 방침이 전국적으로 도입될 것이라고 한다.

초미세먼지, 다른 대기오염과 어떻게 다른가

대기오염이나 수질오염 같은 공해 문제와 초미세먼지(PM2.5) 문제는 어떻게 다를까?

초미세먼지(PM2.5) 문제가 다른 대기오염과 다른 점은 두 가지다. 하나는 복합적인 환경 문제라는 점이고, 또 하나는 지구촌 규모의 국제적 문제라는 점이다. 이 말이 무슨 뜻인지 설명하면 이러하다.

첫째, 초미세먼지(PM2.5)는 복합적인 원인으로 발생한다. 지금까지 일본에서 문제가 된 대기오염은 '파이프 엔드(pipe end)형 공해'였다. 즉 공해물질이 배수구나 굴뚝과 같은 파이프 끝에서 배출되었다. 공해병(공해가 원인이 되어 발생하는 질병) 환자 수가 2000명 이상이었던 욧카이치(四日市) 시에서는 천식이 빈번했고, 도쿄(東京) 도는 광화학 스모그 때문에 시민에게 외출을 삼가라고 주의보를 발령했으며, 가와사키(川崎) 시에서는 원고(原告) 수가 400여 명이나 되는 대기오염 재판이 열리는 등 공장 매연이나 자동차 배기가스 등의 파이프 엔드형 공해로 인한 피해가 컸다. 그 당시 욧카이치 시는 석유화학 콤비나트의 조업을 단축하고 매연의 환경기준을 설정함으로써, 그리고 도쿄 도와 가와사키 시는 주요 도로를 추가적으로 건설하고 배기가스의 규제를 강화함으로써 공해 문제를 해결할 수 있었다.

그러나 초미세먼지(PM2.5)는 파이프 엔드형 공해와 달리 발생 원인이 여러 가지다. 황사 이외에도 공장 매연, 자동차 배기가스도 초미세먼지(PM2.5)가 될 수 있으며 여러 물질이 합쳐져서 초미세먼지(PM2.5)가 되기도 한다. 어느 하나의 원인을 제거한다고 끝날 문제가 아닌 것이다.

둘째, 초미세먼지(PM2.5)는 전 세계의 문제다. 예전의 대기오염은 욧카이치 시나 가와사키 시와 같이 발생 지역이 한정되었다. 그런데 초미세먼지(PM2.5)는 그렇지 않다. 황사만 보더라도 발생 지역인 고비사막이 중국의 네이멍구(內蒙古) 자치구에서 몽골까지 펼쳐져 있다. 날아서 흩어지는 범

위도 중국 본토와 한국, 일본 등 동아시아 지역뿐만 아니라 아메리카 대륙에까지 미친다.

미국 항공우주국(NASA)이 발표한 초미세먼지(PM2.5)의 분포도를 살펴보면, 아프리카 사하라사막에서 생긴 입자물질이 북아프리카 전체를 덮고 있다. 유럽과 미국에서도 초미세먼지(PM2.5)가 발생하고 있음을 알 수 있다. 초미세먼지(PM2.5)는 북극과 남극까지 날아간다. 초미세먼지(PM2.5)는 정말로 전 세계적 문제다.

이런 현상 때문에 한국과 중국, 일본 3국은 환경장관회의를 정기적으로 개최하고 있다. 또한 세계보건기구(WHO), 경제협력개발기구(OECD) 등도 대기오염 대책의 하나로 초미세먼지(PM2.5) 문제를 다룬다.

한편 인구 증가에 따른 식량 증산과 개발도상국의 근대화로 대기오염은 국제경제 문제와도 밀접한 관련이 있다. 그런 만큼 초미세먼지(PM2.5) 문제는 그저 일부 나라에 대책을 요구하는 것만으로는 효과를 거둘 수 없는 상황인 것이다.

당신 주변도 초미세먼지로부터 안전하지 않다

일본에서 초미세먼지(PM2.5)가 화제의 중심이 되기 시작한 것은 2013년 2월부터 3월경이었다. 연일 하늘이 누런 먼지로 뒤덮이자 언론매체들이 “황사와 함께 '초미세먼지(PM2.5)'가 날아오기 때문”이라고 분석했기 때문이다. 눈에 보이지 않고 냄새도 나지 않는 'PM2.5'라는 물질이 초미세먼지의 정체이며 건강을 해친다는 보도에 사람들의 불안감은 커졌다.

하지만 지금까지 설명한 것처럼 초미세먼지(PM2.5)는 그저 작은 입자상물질이다. 다만 발생 원인이 여러 가지일 뿐이다. 석유나 석탄을 태우거나 물질을 잘게 부수면 반드시 초미세먼지(PM2.5)가 생긴다. 석유나 석탄을 쓰지 않는 나라는 없다. 감히 말하면, 초미세먼지(PM2.5)에서 자유로운 나라는 이 세상에 없다. 문제는 그 농도, 발생량, 그리고 종류이다.

중국에서는 인공적 초미세먼지(PM2.5)와 자연발생적 초미세먼지(PM2.5)의 비율이 4 대 6이라고 한다. 그런데 자연발생적 초미세먼지(PM2.5)의 대표로 꼽히는 황사가 광범위한 지역에 피해를 끼치는 데도 인공적 초미세먼지(PM2.5)의 위해성이 워낙 크기 때문에 발생 비율의 차이는 그다지 의미가 있지 않다. 일본에서는 배기가스 규제 등의 공해 대책이 철저히 지켜지면서 인공적 초미세먼지(PM2.5)의 피해가 줄어들었다. 그 결과 2 대 8로 자연발생적 초미세먼지(PM2.5)로 인한 피해의 비율이 높아졌다.

일본에서 발생하는 인공적 초미세먼지(PM2.5)의 원인은 대부분 배기가스다. 강력한 규제 효과 등에 힘입어 자동차 한 대에서 발생하는 배기가스의 양이 줄고, 정화 설비를 제대로 갖추고 매연의 기준을 강화하는 등의 노력을 통해 발전소와 공장에서 발생하는 초미세먼지(PM2.5)의 양도 줄었다. 그런데도 인공적 초미세먼지(PM2.5)의 비율이 아직도 높은 이유는 국토 면적에 비하여 자동차의 밀도가 지나치게

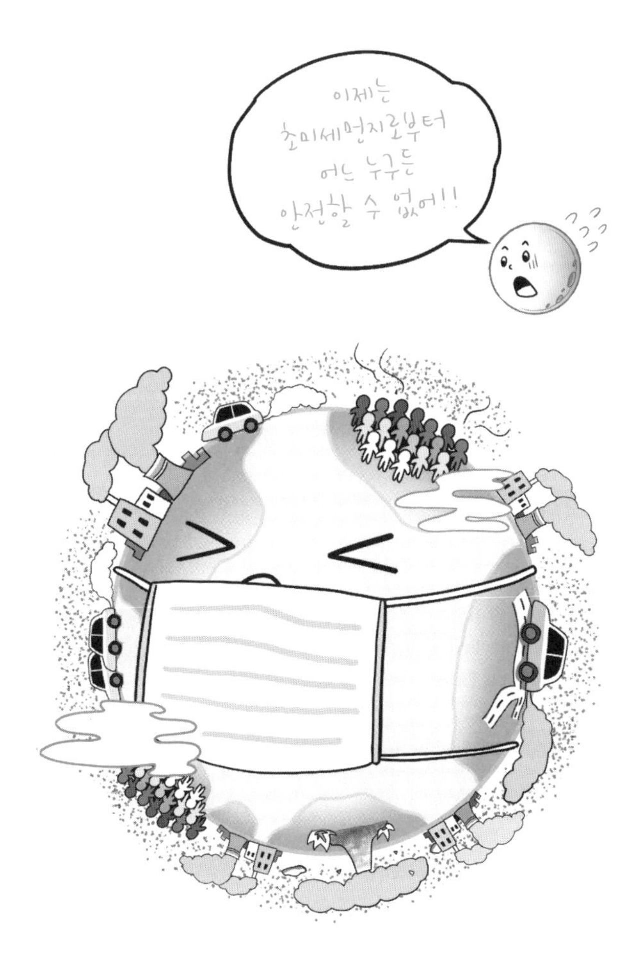

초미세먼지는 정말로 전 세계적 문제로
초미세먼지에서 자유로운 나라는 이 세상에 없다.

높기 때문이다.

일본에서 자연발생적 초미세먼지(PM2.5)의 대표로 꼽히는 물질은 화산 분화로 생기는 연기와 화산재이다. 전국에 초미세먼지(PM2.5) 측정기가 총 500여 곳(2013년 5월 말 기준)에 설치되었는데, 그중 사쿠라지마 섬(島)이 딸린 가고시마(鹿島) 시가 포함된 이유는 바로 화산 때문이다. 삼림을 벌채하여 농지를 개발하는 과정에서도 초미세먼지(PM2.5)가 발생하는데, 다행히도 일본에는 논이 많고 관개(灌漑)시설이 잘되어 있어서 흙모래가 적게 날린다.

일본에는 광활한 사막이나 건조 지대가 없다. 숲이 무성하고 습기가 많은 풍토 덕분인데, 황사같이 대량의 초미세먼지(PM2.5)를 발생시키는 요인은 지금까지 화산 활동이 유일하다. 게다가 국토의 사면이 바다로 둘러싸여 있어서 바람이 잘 통하므로 중국이나 미국 같은 대륙 국가의 내륙 지역과는 달리 초미세먼지(PM2.5)가 대기 중에 머무르기 어렵다.

황사와 초미세먼지, 어떤 관련이 있으며 어떻게 다를까

초미세먼지(PM2.5)는 다양한 원인으로 어디서든 생길 수 있는 아주 작은 물질이다. 그럼에도 2013년 들어서야 부쩍 관심이 높아진 까닭은 황사의 영향 때문이다. 중국 대륙에서 날아오는 무시무시한 황사의 영상이 TV 뉴스에 등장하고 얼마 안 있어 초미세먼지(PM2.5)의 농도가 높아지는 현상이 잦아지면서 둘의 관련성이 주목받았던 것이다. 실제로 황사는 눈으로 확인이 가능해 날아오는 시기를 알기 쉬우며, 초미세먼지(PM2.5)를 많이 포함하고 있다.

그러면 황사는 초미세먼지(PM2.5)와 어떻게 다를까?

우선, 황사로 인한 피해로는 시계(視界)가 흐려져서 생기는 항공기의 운행 장애, 가옥·자동차·세탁물 등에의 흡착, 정밀기계 공장의 불량품 증가, 전선에 쌓여서 발생하는 정전 등이 있다. 황사가 날아오는 때와 모내기철이 겹쳐서인지 농작물 피해는 크지 않은 듯하다. 어쨌든 이전에는 '큰 입자의 먼지'인 황사가 문제였지 '작은 입자의 먼지', 즉 초미세먼지(PM2.5)에는 신경 쓸 일이 거의 없었다.

지질학적 특성 때문에 황사는 역사시대 이전부터 일본에 날아들었다고 한다. 일본 기상청은 1967년부터 황사가 날아온 일수를 관측하고 있는데, 해마다 크게 변동한다. 지금까지 제일 많았던 해는 2002년이며 일수로는 47일이다. 한 해에 황사가 날아오는 시기를 월별로 보면 4월이 9.0일로 가장 많으며 그다음이 3월, 5월 순으로 조사되었다.

황사를 관측하면 중국에서 날아오는 초미세먼지(PM2.5)의 상황도 알 수 있다. 편서풍이 강하게 불어 황사가 많이 날아오면 초미세먼지(PM2.5)의 농도가 짙어진다. 특히 2013년 1월에서 2월에는 일본 각지에서 초미세먼지(PM2.5)의 농도가 짙었다. 이는 일본에서 발생한 초미세먼지(PM2.5)와 중국에서 날아온 것이 더해진 결과이다.

중국 황사의 영향은 지형에 따라 다르다. 예컨대, 일본의 구마모토(熊本) 현은 아소산(阿蘇山)을 등지고 있어 날아온 초미세먼지(PM2.5)가 대기 중에 머무르기 쉽다. 실제로 2013년 3월 5일에 구마모토 현이 일본에서는 처음으로 '주의 환기' 주의보를 내렸다. 이 날은 편서풍이 세게 불어 중국에서 황사가 날아오리라 예측되었다. 수치가 높았던 아라오(荒尾)시에서는 초미세먼지(PM2.5) 농도가 오전 5시에 91㎍/㎥로 측정되었으며, 최고 110㎍/㎥까지 올랐다. 그 당시 아라오시의 1일 평균 초미세먼지(PM2.5) 농도는 59.4㎍/㎥이었으며, 3월 8일과 9일에도 40㎍/㎥를 초과하였다.

엄밀히 말하면, 중국에서 초미세먼지(PM2.5)가 얼마나 건너오는지 알 수 없지만 그 양은 계속 늘 것이므로 앞으로도 이를 주시하여야 한다.

폐 질환의 급증
이면에는
초미세먼지가 있다

초미세먼지(PM2.5)와 건강의 문제는 나중에 더 자세히 설명하겠지만, 특히 주의해야 하는 부위는 '폐'이다.

일본에서는 근래에 폐 질환으로 사망한 사람이 급격히 늘었다. 2010년도의 주요 사인(死因)별 사망률을 보면 암, 심장 질환, 뇌혈관 질환, 폐렴 순으로 집계되었다. 암으로 사망한 비율을 부위별로 분류하면 폐암이 가장 많다. 또한 폐암과 폐렴, 만성 폐쇄성 폐 질환(COPD)까지 합치면 '폐 질환'으로 말미암은 사망률이 남성은 1위, 여성은 2위이다.

폐는 간과 마찬가지로 '침묵의 장기'로 불린다. 조금 손상

2010년도 주요 부위별 암 사망률(일본, 인구 10만 명당)

주요 부위별 암	남성	여성
위암	53.5	26.5
간암	34.9	17.4
폐암	81.8	30.0
대장암	38.8	31.4
유방암	–	19.2
자궁암	–	9.1

출처: 일본 노동후생성의 통계 '2010년도 인구 동태 통계 월보 년계의 개황'

된 정도로는 바로 증상이 나타나지 않지만, 증상이 겉으로 드러났을 때는 이미 손을 쓸 수 없는 지경이어서 나빠진 부분을 잘라내는 방법밖엔 없다.

폐 질환이 증가한 원인은 흡연도 큰 몫을 하지만, 환경 · 대기오염의 대표로 꼽히는 초미세먼지(PM2.5)나 건축 자재로 쓰이는 화학물질에서 환경호르몬이 방출되기 때문이라고 지적하는 사람도 많다. 나이가 많아서 폐 기능이 저하되는 현상은 어쩔 수 없다. 하지만 젊은 시절부터 폐 속에 초미세먼지(PM2.5)가 쌓이면 나이를 먹어서는 틀림없이 질병에 걸린다. 전 세계적으로 고령화되는 상황에서 초미세먼지(PM2.5) 문제가 해결되지 않으면, 이제까지 그다지 신경 쓰지 않았던 호흡기계 질환이 머지않아 주목받게 될 것이다. 그렇기에 초미세먼지(PM2.5)에 대한 전 세계적인 대책이 절실하다.

PART 2
초미세먼지가 **무서운 이유**

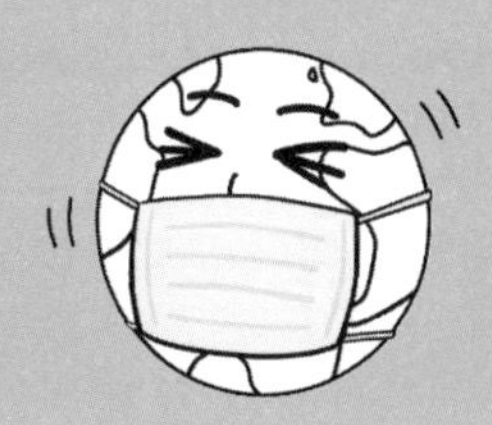

초미세먼지는 공기 중에 떠다니는 집먼지나 꽃가루보다 입자 크기가 훨씬 작다. '공기역학적 지름이 2.5㎛ 이하'라는 두께는 약 70㎛인 머리카락의 약 30분의 1에 불과하다. 초미세먼지는 아주 작기 때문에 무시무시한 존재다. 아주 미세해 눈에 보이지 않고 냄새도 없어 존재를 느낄 틈도 없이 숨 쉴 때마다 들이켜게 된다. 게다가 아주 가벼워 국경을 넘어 어디든 이동하고, 어딜 가나 생겨난다. 한번 몸속에 들어가면 배출하기도 쉽지 않다. 몸속에 쌓이고 혈관을 넘나들며 인체를 야금야금 갉아먹어도 증상이 나타나기 전까지는 어쩔 도리가 없다.

작아도
너~무 작다

초미세먼지(PM2.5)는 공기 중에 떠도는 작은 입자상물질인데, 무엇이 문제일까? 작더라도 독성이 있다면 '몸에 달라붙거나 들어오기라도 하면 큰일이다'라고 우려할 만하다. 그런데 그저 작기만 할 뿐인 입자를 두고 그토록 법석을 떠는 이유는 무엇일까?

너무 작아 기관에서 다 거르지 못한다

사실은 '아주 작다'는 특성이 초미세먼지(PM2.5) 문제의 핵심이다. 모래·소금 등에서 발생하는 초미세 입자물질은 그 자체에 독성이 없더라도 인체에 들러붙거나 몸속에 들어가면 단지 '아주 작다'는 특징만으로도 여러 가지 나쁜 영향을 끼친다.

그렇다면 왜 '아주 작다'는 특성이 문제가 되는가?

여기서 '아주 작다'는 기준으로 10㎛이라는 수치를 기억

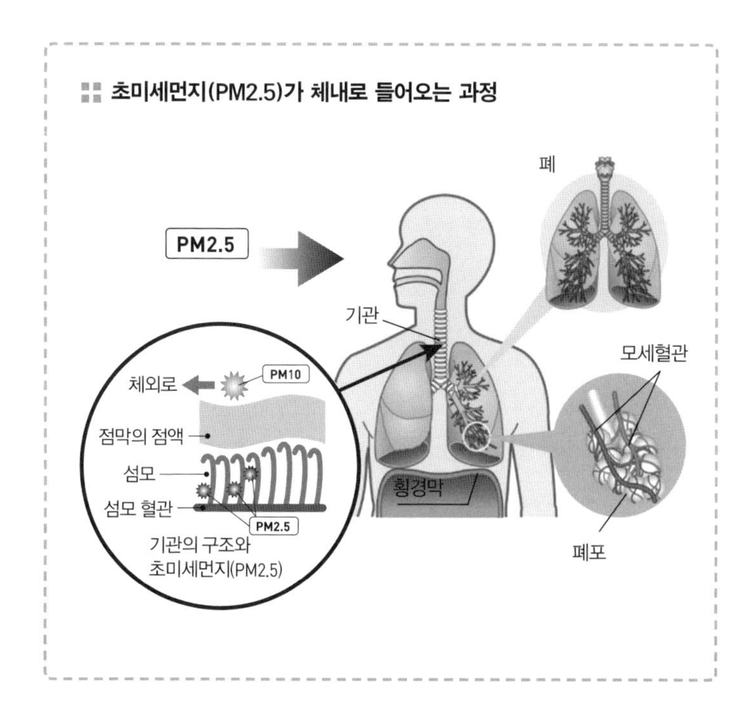

■ 초미세먼지(PM2.5)가 체내로 들어오는 과정

해두자. 이는 초미세먼지(PM2.5)의 약 4배 크기이다. 이 크기가 중요한 까닭은 체내에 들어온 이물질을 체외로 배출할 수 있는지 없는지의 분기점이 되기 때문이다. 황사라고 하더라도 공기역학적 지름이 10㎛ 이상이면 어쩌다가 기관(氣管)에 들어왔어도 기침이나 가래와 함께 체외로 배출된다.

원래 인체는 체내에 이물질이 들어오면 없애거나 체외로 내보내는 기능이 있다. 예를 들어, 호흡을 통해 들어오는 이물질은 점막의 점액과 섬모운동을 통해 걸러진다. 기관에서 가는 실 같은 털이 나 있는 섬모가 이물질이 들어오면 섬모가 나부끼듯이 움직여 이물질을 몸 밖으로 밀어낸다. 게다가 점막의 점액은 원래 기도의 점막을 보호하는 물질이지만 외부에서 이물질이 들어오면 기침이나 가래의 형태로 이물질과 함께 몸 밖으로 나간다.

문제는 공기역학적 지름이 10㎛보다 작은 물질이 몸속으로 들어올 때다. 그렇게 작은 물질은 섬모 사이를 통과해 기관을 지나 폐에 이른다. 폐에 도달한 뒤에는 폐포에 부딪혀서 이를 망가뜨린다. 특히 초미세먼지(PM2.5)는 크기가 아주 작은 탓에 장까지 들어가서 문제를 일으키기도 한다.

인체의 피부나 장기에는 구멍과 주름이 무수히 많다. 피부에는 털구멍과 땀샘이 있으며, 폐 · 장 · 혈관에는 산소와 영양분이 공급되는 구멍이 있다. 초미세먼지(PM2.5)는 이런 구멍으로 들어가거나 혈관을 막아서 건강에 나쁜 영향을 끼친다.

강한 연마력, 몸속 여기저기에 상처를 낸다

크기가 작아서 생기는 문제는 또 있다. 작으므로 몸속 깊이 파고들 뿐만 아니라 '연마력'도 강해진다.

연마란 식칼이나 주머니칼을 숫돌에 간다는 뜻이다. 칼을 연마하면 무뎠던 칼날이 날카로워지는데, 이는 날 끝이 깎여 나가는 것이다. 연마는 숫돌 표면의 입자가 작을수록 연마력이 세지며, 칼날도 가장 얇을 때 칼 드는 맛이 제일 좋다.

크기가 작으면 물체에 부딪히는 면적도 커진다. 이해를 돕기 위해 예를 하나 들겠다. 여기에 정육면체의 물건이 있다고 치자. 이 물건의 모서리 수는 전부 8개이다. 이를 2등분 한다. 부피는 변하지 않지만, 모서리 수는 2배로 늘어난다. 각각의 작은 육면체를 또다시 2등분 하면 모서리 수도 배로 늘어날 것이다. 요컨대, 전체 부피는 변하지 않지만 잘게 쪼개질수록 모서리 수는 늘어난다. 같은 부피라 하더라도 잘게 쪼개지면 전체 겉넓이가 커져서 그만큼 물체에 닿는 부분도 많아진다. 즉 어딘가에 부딪칠 때마다 상처를 많이 입힐 수 있다. 단, 상처는 작게 생긴다. 이를 거꾸로 생각하면 여러 개의 작은 상처가 질병으로 나타나는 데는 시간이 오래 걸린다는 뜻이다.

쥐를 이용해 초미세먼지(PM2.5) 실험을 한 적이 있다. 그 실험에서는 한꺼번에 많은 양의 초미세먼지(PM2.5)를 체내에 넣고 '급성(急性) 증상'을 관찰했다. 하지만 정말로 무서운 것은 알게 모르게 초미세먼지(PM2.5)가 몸속에 쌓여 병이 천천히 깊어지는 '만성 증상'이다. 이 경우 병이 난 것을 알았을 때는 이미 손을 써볼 수도 없는 상태이다.

겉으로 드러나지 않고 체내에 쌓여만 가는 초미세먼지(PM2.5)는 건강을 위협하는 심각한 질병 유발 요인이다. 초미세먼지(PM2.5)는 미세해서 인체에 깊숙이 파고들며, 미세해서 기관(器官)의 많은 부위를 손상시키고, 미세해서 조금씩 조금씩 상처를 입힌다.

당신의 주변은 초미세먼지 투성이

초미세먼지(PM2.5)는 고체형이 있는가 하면 액체형도 있다. 같은 고체형 입자물질이어도 황사 같은 무기물이 있는가 하면, 삼림 화재로 생긴 유기물도 있다. 물질 자체에 독성이 있는 입자도 있으며, 무독성 입자도 있다. 대기 중에는 초미세먼지(PM2.5)에 속하는 다양한 입자가 떠다닌다. 초미세먼지(PM2.5)는 발생 과정이나 원인(인공·자연발생적)에 따라 분류할 수도 있으나, 크게 보면 다음의 3종류로 분류될 수 있다.

● **분진(티끌)**

고체가 잘게 부서져 미세해진 물질이다. 본래의 성분은 변하지 않고 잘게 쪼개진 것이다.

자연적으로 발생한 분진으로는 황사나 흙먼지의 입자, 화산재, 물에 떠내려온 나무나 해안에 밀려온 해조류가 분해된 것 따위가 있다. 인공적으로 생긴 분진으로는 타이어나 도로의 아스팔트가 깎이면서 발생한 티끌 등이 있다. 입자의 모양은 여러 가지이고, 크기도 고르지 않다.

● **금속 퓸(fume)**

온도의 변화로 물이 수증기가 되었다가 다시 물이 되듯이, 금속도 온도에 따라 기체가 되기도 한다. 분진 가운데에서도 금속이 열을 받아 증발된 뒤에 다시 응축되어 미세 입자로 변한 물질을 '금속 퓸'이라고 한다. 인체에 나쁜 영향을 끼치는 것은 인공적으로 생긴 금속 퓸이다. 예를 들어, 용접할 때는 고온에서 금속을 녹이는데 이때 금속 퓸이 발생하여 폐 질환을 일으키기도 한다. 잘게 부서진 분진과는 달리 다시 엉기어 굳어져 생긴 금속 퓸은 그 모양과 크기가 비교적 고른 편이다.

● **연기**

물질을 태울 때 생기는 연기 속에는 갖가지 입자(고체, 액

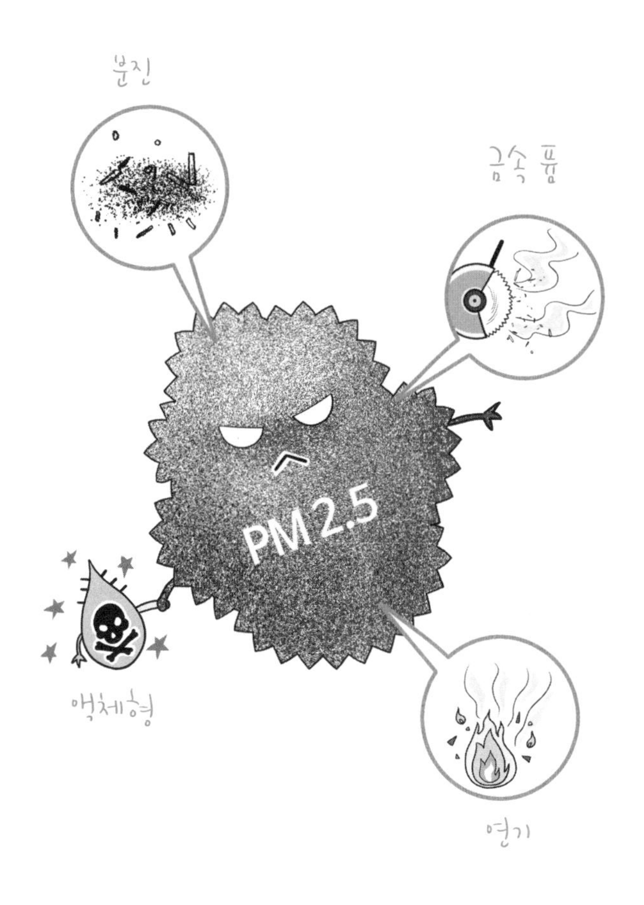

초미세먼지는 크게 보면 고체형 분진(티끌), 금속 퓸(fume), 연기 3종류와 액체형으로 분류될 수 있다.

체)나 가스(기체)가 섞여 있다. 그 종류는 태우는 물질에 따라 다르지만, 목재나 석유를 태우면 그 연기에 탄소 성분의 초미세먼지(PM2.5)가 많이 들어 있다. 이 입자는 모양이 둥그스름하며 서로 엉기어 덩어리가 되기도 한다.

인공적으로 발생하는 연기로는 차량의 배기가스, 화력발전소의 연기, 들불의 연기, 석유난로의 연기, 조리할 때의 연기, 담배연기 등이 있다. 가정에서도 의류 건조기나 침구에서 초미세먼지(PM2.5)가 생긴다. 자연적으로 발생하는 연기로는 산불이나 들불로 인한 연기가 있다.

또한 화산에서도 초미세먼지(PM2.5)가 많이 발생한다. 따라서 화산이 내뿜는 연기의 영향을 받는 지역에서는 당연히 초미세먼지(PM2.5)의 농도가 짙다. 바람이 센 곳에서도 초미세먼지(PM2.5)의 위험성이 높으니 주의해야 한다. 왜냐하면 초미세먼지(PM2.5)가 각막에 달라붙음으로써 각막이 손상될 위험이 커질 뿐만 아니라 안구가 건조해져서 상처를 입기 쉬워지기 때문이다. 그러니 기상 예보를 살펴서 초미세먼지(PM2.5)의 농도가 짙을 때는 바람 부는 곳을 피하는 것이 상책이다.

우리가 살아가면서 초미세먼지(PM2.5)에 노출되지 않는다는 것은 무리인 듯하다. 그러므로 우리는 주변의 초미세먼지(PM2.5)를 정확히 파악하여 그 농도가 기순지 이상일 때는 적절히 대처해야 한다.

독성을 띠는 액체형 초미세먼지

초미세먼지(PM2.5)에는 고체형도 있고 액체형도 있다. 액체형 초미세먼지(PM2.5)는 질소산화물(NOx)·황산화물(SOx)이 수분과 결합한 산(酸)으로서 특히 문제가 된다.

질소산화물(NOx)과 황산화물(SOx)은 자동차 배기가스나 공장 매연, 화산이 내뿜는 연기에도 포함되어 있다. 기체로 배출되는 이 물질들은 대기 중에서 수분 등과 화학반응을 일으켜 질산이나 황산이라는 '액체형 입자'로 변한다.

이 입자들은 액체라서 고체형 초미세먼지(PM2.5)와는 성질이 다르다. 인체의 조직에 닿거나 구멍을 막는 따위의 물리적인 영향을 끼치지 않는다. 하지만 산 자체의 독성으로 인체를 손상시킨다.

황사에서 생긴 초미세먼지(PM2.5)가 관심을 끌기 전부터 질소산화물(NOx) · 황산화물(SOx)은 중국에서 날아와 산성비를 내리게 하는 원인으로 주목을 받았다. 산성비란 자동차 배기가스 따위에 포함된 질소산화물(NOx)이나 황산화물(SOx)로 만들어진 산성 물질이, 비 · 눈 · 안개에 녹아들어서 보통 수준보다 산성도가 높아진 비를 말한다. 산성비가 내리면 하천 · 토양이 산성으로 변하여 동식물이 나쁜 영향을 받으며, 도시 지역의 건물 등이 훼손되기도 한다.

산성비를 만드는 물질[질소산화물(NOx) · 황산화물(SOx)]은 공중에 배출되면서부터 비로 변하여 내릴 때까지 국경을 넘어서 날아다닌다. 따라서 그 영향을 관측하는 데는 여러 나라의 협력이 필요하다[아시아에서는 한국, 중국, 러시아, 일본 등 13개국이 참가하는 '동아시아 산성비 모니터링 네트워크'를 구축하였다(http://www.eanet.asia)]. 산성비 문제도 아직 해결되지 않았는데 초미세먼지(PM2.5) 문제까지 덮쳤으니 전 세계가 더욱 힘을 모으고 정보를 모아야 한다는 생각이 든다.

질소산화물(NOx) · 황산화물(SOx) 역시 입자 크기가 작다는 점이 문제다. 설사 이 입자들이 수분과 반응하여 산성비로 내린다 하더라도 비를 맞지 않도록 주의하면 건강을 지킬 수 있다. 하지만 아무런 반응을 일으키지 않는 미세 입자의 상태에서는 눈에 보이지 않는 탓에 알게 모르게 호흡기관에 들어가거나 피부에 달라붙어서 건강에 해를 끼친다.

더 큰 문제는 이러한 산이 고체형 초미세먼지(PM2.5)에 달라붙는 현상이다. 이는 '숫돌 표면에 산을 발라놓은 상태'와 같다. 그러면 입자가 작은 것만으로도 인체를 손상시키는 초미세먼지(PM2.5)가 더욱 무서운 물질로 변하고 만다.

2013년 들어 일본에서 갑자기 초미세먼지(PM2.5)에 관심이 쏠린 이유는 바로 질소산화물(NOx) · 황산화물(SOx) 때문이었다. 어느 날 나가사키(長崎) 현 고토(五島) 열도에 속하는 후쿠에(福江) 섬에서 질소산화물(NOx) · 황산화물(SOx)의 수치가 급격히 높아졌다. 그런데 후쿠에 섬에는 원래 이 두 물질을 대량으로 배출할 만한 공장도 자동차도 없어서 대륙에서 날아왔다고 추측할 수밖에 없었다. 또 당시에 초미세먼지(PM2.5)의 농도도 짙었다. 이리하여 중국에서 날아오는 질소산화물(NOx) · 황산화물(SOx)과 초미세먼지(PM2.5)가 문제로 떠오르게 된 것이다.

일본에서는 고체형 초미세먼지(PM2.5)에 질소산화물(NOx) · 황산화물(SOx)이 결합해 산성화하는 현상이 일어날 수 없다. 하지만 중국에서는 사막의 황사에서 발생한 황사 초미세먼지(PM2.5)에 도시·공장 지대에서 생긴 질소산화물(NOx)·황산화물(SOx)이 엉겨 붙어서 더욱더 위험한 '산성 초미세먼지(PM2.5)'로 변한다.

이처럼 중국에서 날아오는 대기오염물질에는 황사 초미세먼지(PM2.5), 산성 초미세먼지(PM2.5), 산성비 따위가 있다. 이 물질들은 따로따로 발생할 때도 있고, 서로 엉겨서 생기기도 한다.

황사 초미세먼지는 주변의 수분을 빼앗는다

황사에서 생긴 초미세먼지(PM2.5)는 아주 미세한 모래 알갱이라서 물에 녹지 않는다. 공기가 건조할 때는 대기 중에 떠돌지만 비나 눈이 내리면 지상에 떨어진다. 떨어져서 하천이나 바다로 흘러가거나 지상에 남아 있다가 지면이 마르면 다시 날아오르기도 한다. 모래 입자의 특성이 변할 리 없으므로 인체에 해를 입힐 위험성도 여전히 남아 있다. 이러한 위험성을 없애려면 또다시 공중에 떠돌지 않게 해야 한다.

기상청이 발표하는 황사 예보는 중국에서 날아올 상황을 미리 알리는 내용이지, 이미 날아와서 쌓인 물질의 정보는 아니다. 그렇기 때문에 황사가 날아온다는 경보가 발령되지 않아도 이같이 '이미 쌓인 황사'의 위험성은 인지하고 있어야 한다.

황사 초미세먼지(PM2.5)는 수면에 내려앉았을 때 그 주위에 있는 물 분자들의 인력, 즉 표면장력에 영향을 끼친다. 표면장력은 겉넓이를 한껏 작게 하려는 액체의 힘이다. 물방울이 동그랗게 맺히거나 물 위에 떠 있는 동전이 마치 물을 끌어당기는 것처럼 보이는 것은 표면장력으로 일어난 현상이다.

이런 황사 초미세먼지(PM2.5)가 사람의 눈물에 달라붙는다면 어떻게 될까? 황사 초미세먼지(PM2.5)가 눈물에 붙으면 그 부분이 조금 볼록해지면서 주변의 눈물 층이 얇아진다.

눈물은 눈 전체를 골고루 덮어야 제 구실을 한다. 눈물이 모자라면 눈을 축이고 병균을 죽이고 이물질을 씻어내는 등 눈물 고유의 기능을 다 발휘할 수 없다. 황사 초미세먼지(PM2.5)는 체내에 들어가면 어느 장기나 기관이든 상관없이 달라붙어 그 부위에 존재하는 수분의 표면장력에 영향을 끼친다.

대기뿐만 아니라 바다도 오염되어 있다

초미세먼지(PM2.5)는 전 세계의 문제다. 너무나 미세하고 가벼워 바람을 타고 쉽게 국경을 넘나든다. 예컨대, 중국에서 발생한 황사는 바람을 타고 바다를 건너 한국과 일본 각지에 피해를 줄 뿐만 아니라 5000km나 떨어진 미국까지도 날아간다.

화산이 폭발할 때도 초미세먼지(PM2.5)가 많이 발생한다. 1991년에 필리핀 피나투보(pinatubo) 화산이 폭발했을 때 다량의 화산재가 무역풍을 타고 서쪽으로 이동하여 말레이시아·베트남·타이에까지 내리쏟아졌다. 이때 발생한 초미세먼지(PM2.5)는 지구의 지표에서 10~50km 사이에 위치한 성층권까지 날아올랐다. 화산재 발생량이 많고 초미세먼지(PM2.5)가 성층권까지 날아갔다는 점에서 피나투보 화산에서 생긴 초미세먼지(PM2.5)는 전 세계에 내려앉았다고 볼 수 있다.

초미세먼지(PM2.5)는 바다에도 떨어진다. 2010년에 동해의 수질을 조사한 연구기관에 따르면, 마치 진짜 천연호르몬인 것처럼 작용함으로써 생체의 내분비계를 교란시킨다고 밝혀진 환경호르몬 PFOS(오르옥탄술폰산)나 PFOA(퍼르플루오르옥탄산)의 농도가 무려 4배나 짙어졌다고 한다. 이 물질들은 생활용품 제조에 쓰이는 계면활성제, 불소 가공 등의 재료이다. 이 물질 대부분은 배수 처리 시설이 미비한 중국과 그 주변국에서 흘러들어온 것으로 보이며, 대기 중에 있던 입자가 초미세먼지(PM2.5)와 함께 떨어져 녹았을 가능성도 제기되었다.

초미세먼지(PM2.5) · 황사 · 질소산화물(NOx) · 황산화물(SOx) 같은 대기오염물질이 중국에서 날아오는 상황이 일본보다 더 심각한 나라는 한국이다. 편서풍을 타고 중국에서 날려오는 이런 물질들은 한반도 상공을 거쳐 일본에 닿는다.

'동아시아 광역 대기오염지도'를 보면 갖가지 오염물질이 한반도를 덮고 있다. 한국 언론의 "2012년 말부터 2013년에 걸쳐 초미세먼지(PM2.5) 농도가 급격히 짙어진 원인으로 중국에서 날아온 초미세먼지(PM2.5)가 3분의 1을 차지한다"는 보도에 중국의 전문가가 이에 반론을 제기한 적도 있다. 대기오염은 한 나라의 노력만이 아니라 여러 나라의 협력이 반드시 필요한 문제다.

이런 곳은 특별히 초미세먼지를 주의해야 한다

초미세먼지(PM2.5)는 사람이 사는 곳이라면 어디서든 생길 수 있다고 했다. 그렇다면 특히 주의해야 할 지역이나 지형은 없는 것일까?

고속도로의 나들목이나 교통량이 많은 도로 근처에는 초미세먼지(PM2.5)의 농도가 짙다. 배기가스에서 발생하는 인공적 초미세먼지(PM2.5) 때문이다. 도로에서는 아스팔트와 타이어의 마찰로 양쪽이 깎이면서 초미세먼지(PM2.5)가 발생하며, 브레이크를 밟을 때도 티끌이 생긴다.

지형적으로 초미세먼지(PM2.5)가 공중에 머무르기 쉬운 지역은 분지이다. 실제로 분지는 초미세먼지(PM2.5)의 측정치가 높다. 교통량이 적은 지역은 분지여도 초미세먼지(PM2.5)의 농도가 옅다.

바람이 센 곳에서는 초미세먼지(PM2.5)의 위험성이 높으니 주의해야 한다. 왜냐하면 초미세먼지(PM2.5)가 각막에 달라붙음으로써 각막이 손상될 위험이 커질 뿐만 아니라 안구가 건조해져서 상처를 입기 쉬워지기 때문이다. 그러니 기상 예보를 살펴서 초미세먼지(PM2.5)의 농도가 짙을 때는 바람 부는 곳을 피하는 것이 상책이다.

배기가스도 초미세먼지를 발생시킨다

일본에서 발생하는 인공적 초미세먼지(PM2.5)의 가장 큰 원인은 자동차 배기가스이다. 배기가스에는 그을음(탄소)같이 극히 미세하여 그대로 초미세먼지(PM2.5)가 되는 물질들이 들어 있다. 또 질소산화물(NOx) · 황산화물(SOx)같이 가스로 배출되었다가 화학반응을 거쳐서 미세 입자로 바뀌는 물질 등 다양한 종류의 초미세먼지(PM2.5) 성분이 포함되어 있다.

이 가운데 황산화물(SOx)은 연료에 포함된 황 성분을 줄이는 것만으로도 가스로 배출되는 양을 감소시킬 수 있다.

그래서 일본의 배기가스 규제 정책은 주로 일산화탄소(CO)나 질소산화물(NOx)을 대상으로 시행되었다.

참고로 말하면, 일본이 법률로 정한 휘발유 내 황 성분의 허용 기준은 10ppm이다. 중국에서는 지역마다 기준이 다르며, 일부 도시를 제외하고는 대부분 150ppm 정도로 허용치가 높다. 그렇기 때문에 질소산화물(NOx)이 많이 포함된 가스가 대기 중에 배출되어 그대로 초미세먼지(PM2.5)가 되고 만다. 게다가 디젤 차는 배기가스에 포함된 초미세먼지(PM2.5) 성분이 가솔린 차보다 20% 많다. 그래서 디젤 차도 규제할 필요가 있다.

미국에서 발표한 어느 연구 결과에 의하면 도로에서 100m 떨어지면 초미세먼지(PM2.5)가 7% 감소한다고 한다. 큰 도로 부근에 사는 주민들은 배기가스의 일산화탄소(CO)나 질소산화물(NOx) 때문에 건강이 나빠지지는 않을까 걱정했었는데 이제는 초미세먼지(PM2.5)까지 주의하며 살아야 한다.

자동차 안도 초미세먼지의 안전지대가 아니다

자동차 안도 결코 초미세먼지(PM2.5)의 안전지대가 아니다. 일반적으로 자동차 안은 외부와 차단되어 있어서 안전하다고 생각하지만 실제로는 정반대다. 한국의 한 방송국에서 자동차 20대를 대상으로 미세먼지의 수치 변화를 조사한 적이 있었다. 그 결과 외기 순환모드로 놓고 1시간 동안 달린 14대의 자동차 안의 미세먼지는 6.4%에서 22.2%로 급증했다. 자동차 밖의 도로에 있던 미세먼지가 대량으로 자동차 안으로 유입되었기 때문이다.

무엇보다 출퇴근 시간대에는 도로변보다 자동차 안의 미

세먼지 양이 훨씬 더 많다는 연구 결과까지 있다. 2017년 7월 미국 듀크대, 에모리대, 조지아기술연구소 등의 연구팀은 도로변과 주행 중인 자동차 안의 초미세먼지를 최초로 비교 측정한 결과를 발표했다. 조사 결과, 자동차 안 수집장치에서 검출된 초미세먼지가 도로변의 설치장치에서 보다 2배나 많았다.

자동차 안은 공기 순환이 잘 되지 않아 한번 유입된 초미세먼지가 갇혀 있고, 아스팔트에서 분출되는 더운 기운이 자동차 안을 덮혀서 초미세먼지를 떠오르게 하기 때문이다. 하지만 이러한 문제는 자동차 안을 환기시키는 것으로는 아무런 도움이 되지 않는다. 이미 자동차 안의 공기가 오염되어 있기 때문이다.

PART 3

초미세먼지가 **우리의 건강을 좀먹는다**

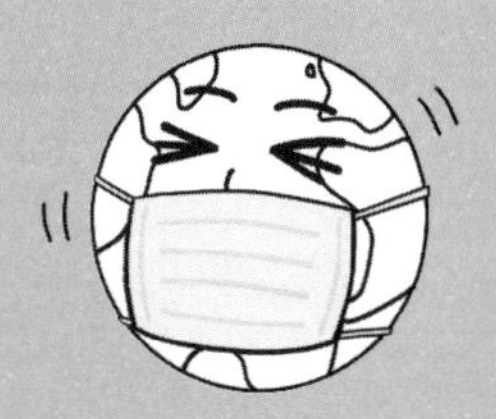

초미세먼지(PM2.5)로 인한 건강 피해는 아주 심각하다. 암을 비롯해 피부 알레르기, 안구건조증, 호흡기계 질환, 순환기계(심장과 혈관) 질환, 소화기계 질환 등의 각종 질병을 유발한다. 게다가 혈액에 섞여 뇌까지 전달되는 유일한 물질로서 뇌 질환의 원인이 되기도 한다. 그중에서 가장 심각한 피해는 폐 질환이며, 장기적으로 초미세먼지(PM2.5)에 노출되면 혈관을 파고들어 온몸을 돌거나 소장까지 침투해 기능을 떨어뜨리는 등 초미세먼지(PM2.5)로 인한 피해는 상상을 초월한다. 한마디로 초미세먼지(PM2.5)는 '은밀한 살인자'다.

몸속 구석구석에 야금야금 상처를 낸다

초미세먼지(PM2.5)는 다양한 물질로 이루어져 있으며, 그 물질들이 고체냐 액체냐 독성이 있느냐 없느냐에 따라 인체에 끼치는 영향이 다르다. 하지만 초미세먼지(PM2.5)의 성질보다 중요한 것은 '사람이 알아차리지 못할 정도로 아주 미세한 입자'라는 점이다. 작아도 너무 작기 때문에 우리가 인식할 틈도 없이 조용히 인체에 들어와서 마치 누에가 뽕잎을 먹듯 세포나 기관을 손상시킨다. 그래서 초미세먼지(PM2.5)가 무섭다는 것이다.

그러나 예외는 있다. 담배연기에 포함된 초미세먼지

(PM2.5)가 그렇다. 우리는 일반적으로 초미세먼지(PM2.5)의 실체를 느끼지 못하지만 담배만큼은 연기가 나면 초미세먼지(PM2.5)를 들이마셨음을 알 수 있는 것이다.

특히 황사에 포함된 초미세먼지(PM2.5)는 독성도 냄새도 없다. 우리가 모르는 사이에 눈에 들어오거나 피부에 달라붙으며, 호흡을 통하여 몸속으로 들어온다. 게다가 고체라서 물에 녹지도 않고, 눈에 보이지 않는 줄칼처럼 세포나 기관을 손상시켜 병이 있는 사람의 증상을 더욱 나빠지게 한다.

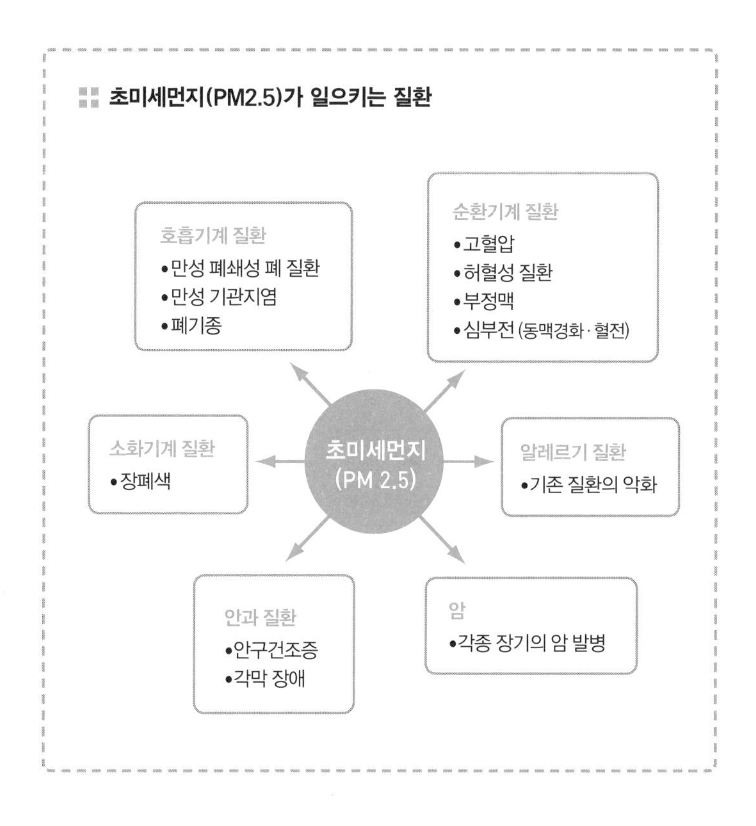

초미세먼지(PM2.5)로 손상되기 쉬운 기관은 호흡기계, 순환기계, 소화계, 면역계, 그리고 눈이다. 황사와 같이 물에 녹지 않는 고체 초미세먼지(PM2.5)일수록 몸에 입히는 피해가 크다.

호흡기의 경우, 겉으로 드러나지 않아 예방을 게을리하기 쉬운 기관이다. 신경을 쓰지 않고 지속적으로 초미세먼지(PM2.5)를 들이마시면 폐에 쌓여 폐포(肺胞) 등의 기관이 조금씩 손상된다.

초미세먼지(PM2.5)는 식도·위를 거쳐 장에도 들어가서 장 기능에 장애를 일으키기도 하고, 혈관에 들어가서 혈류를 막기도 한다. 이렇게 되면 소화기계나 순환기계에도 질환이 생긴다.

눈에 들어와 안구에 붙은 초미세먼지(PM2.5)는 눈을 깜빡거리는 동안에 '숫돌이 칼날을 세우듯' 각막을 손상시킨다. 우리 연구팀은 초미세먼지(PM2.5)처럼 미세한 입자가 각막을 계속 깎아내면 유전자까지 영향을 받는 현상을 확인한 바 있다.

피부에 붙은 초미세먼지(PM2.5)는 피지샘이나 땀샘을 막아서 대사기능을 방해하고 피부를 거칠게 하거나 질환을 일으킨다.

거듭 지적하지만, 초미세먼지(PM2.5)는 크기가 아주 미세

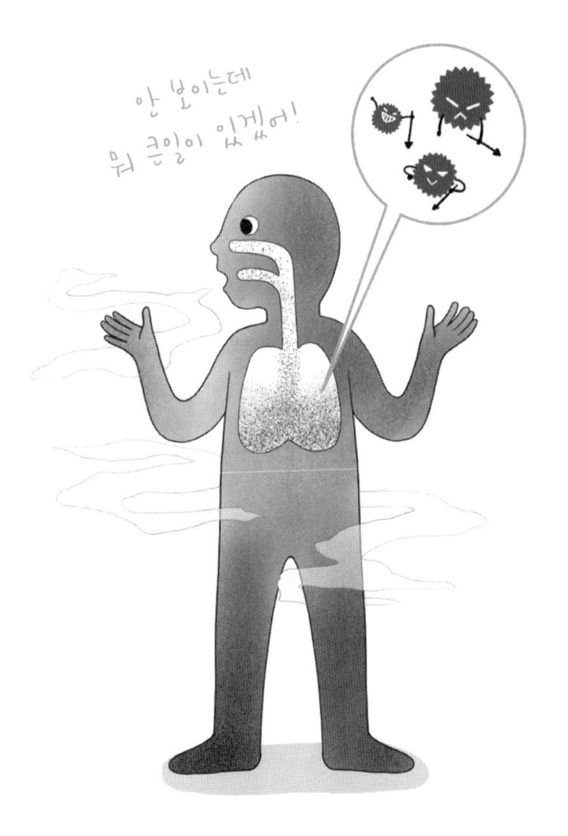

초미세먼지는 크기가 너무 작아서
몸속 깊은 부위까지 파고 들어가 여러 기관을 해친다.

하다는 데서 문제가 생긴다. 초미세먼지(PM2.5)가 피부에 달라붙거나 몸속으로 들어온 사실을 알아차릴 수가 없기 때문에 몸속 깊은 부위까지 파고 들어가 여러 기관을 해치는데도 대항 한번 하지 못한다. 게다가 초미세먼지(PM2.5)는 일단 몸에 들어오면 제거하지 못한다. 아예 들어오지 못하게 하는 것이 상책이다. 그러려면 초미세먼지(PM2.5)가 있는 곳에는 가까이 가지 말아야 한다.

요컨대, 초미세먼지(PM2.5)에 대처하려면 발생 근원은 되도록 피하고, 예보에 각별한 관심을 기울여서 초미세먼지(PM2.5) 농도가 짙은 날에는 외부활동을 자제해야 한다.

눈과 피부에 달라붙고 호흡을 통해 몸속에 들어온다

초미세먼지(PM2.5)가 인체에 들어오는 양이 가장 많은 부위는 호흡기이며 그다음이 눈, 피부 순이다. 먼저 호흡기부터 알아보자.

성인은 1회의 호흡으로 약 500㎖의 공기를 빨아들인다. 1분에 12~14회 호흡하므로 대략 6~7ℓ의 공기를 마시는 셈이다. 2013년 1월 12일 베이징의 초미세먼지(PM2.5) 농도는 700㎍/㎥로 기록되어 있다. 이는 1ℓ 중 0.7㎍으로 환산된다. 따라서 6ℓ의 공기를 1분간 마시면 4.2㎍, 1시간 마시면 252㎍의 초미세먼지(PM2.5)를 들이켜게 된다. 이 정도는 문이 닫힌 다다미 6장짜리 방(약 10m²)에서 담배 한 개비 피운 것과 같은 농도이다.

물론, 빨아들인 공기가 전부 폐로 들어가지는 않는다. 폐로 이어진 기관지와 위로 이어진 식도는 덮개가 열리고 닫히면서 공기의 양을 조절한다. 이 때문에 초미세먼지(PM2.5)는 호흡기뿐만 아니라 순환기나 소화기까지 영향을 끼친다.

1분간 호흡하는 공기의 양은 성인이나 어린이나 같다. 1회 호흡량은 어린이 쪽이 적지만, 호흡 횟수가 많아서 폐에 들어오는 공기량은 성인과 같아진다. 요컨대, 어린이는 성인과 같은 양의 공기를 흡입하면 폐가 작아서 초미세먼지(PM2.5)의 영향을 더 크게 받는다. 그런데 초미세먼지(PM2.5)가 코 안에 들러붙는 양은 어린이가 더 적다. 이는 어린이가 콧물을 잘 흘리는 덕분이다.

눈은 어떨까? 눈에 들어가는 양은 그날그날의 초미세먼지(PM2.5) 농도에 따라 다르고, 바람의 세기에도 영향을 받는다. 바람이 세게 불수록 눈이 받는 충격은 커진다. 고층 아파트에서는 낮은 층보다 높은 층으로 부는 바람이 더 세기 때문에 높은 층의 주민이 피해를 더 크게 본다. 바람이 세차게 부는 날은 눈도 건조해지기 쉽고 초미세먼지(PM2.5)까지 달라붙어서 각막이 받는 충격은 더욱 커진다.

초미세먼지(PM2.5)가 피부에 달라붙으면 털구멍을 파고들

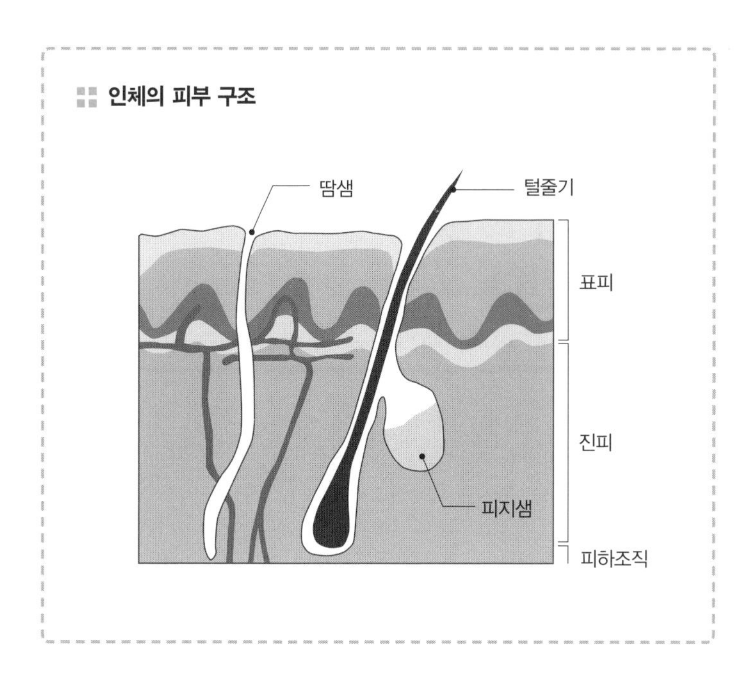

어서 막을 수 있다. 털구멍의 깊은 곳에는 땀샘의 한 종류인 아포크린샘이나 피지샘이 있다. 이 구멍들은 매우 작아서 초미세먼지(PM2.5)가 들어가지 못하지만 털구멍에 초미세먼지(PM2.5)가 들어 있으면 분비샘의 구실을 다하지 못할 수 있다. 표피의 땀샘(에크린샘)은 구멍이 초미세먼지(PM2.5)보다 작아서 막히지는 않는다.

초미세먼지가 알레르기 증상을 악화시킨다

일본에서 초미세먼지(PM2.5)가 크게 화제가 된 시기는 2013년 2월부터 3월까지였다. 해마다 그맘때는 꽃가루가 날리기 시작한다. 그런데 2013년에는 꽃가루가 2012년보다 4배나 더 많을 것이라는 예보까지 발표되었다. 게다가 언론에서는 초미세먼지(PM2.5)가 꽃가룻병(꽃가루가 점막을 자극함으로써 일어나는 알레르기) 증세를 더 나빠지게 한다고 보도했다. 알레르기 환자들에게는 정말 괴로운 나날이었을 것이다.

결론부터 밝히면, 황사 초미세먼지(PM2.5)는 알레르기를 일으키지 않는다. 다만, 꽃가룻병 환자에게는 증상을 악화시키는 '아쥬반트(adjuvant)'로 작용할 수 있다. 아쥬반트란 약을 제조할 때 쓰이는 보조 성분이다. 약에는 효험을 내는 주제(主劑)와 이를 잘 듣게 하는 보조제가 있다. 예를 들어, 인플루엔자의 백신을 주사할 때는 백신이 잘 스며들게끔 근육을 부드럽게 하는 약을 섞는다. 이런 약을 아쥬반트라고 한다.

황사 초미세먼지(PM2.5)가 꽃가룻병의 아쥬반트 구실을 한다는 설이 구체적으로 입증된 바는 아직 없다. 하지만 독일과 미국의 어떤 연구팀은 초미세먼지(PM2.5) 등의 초미세입자가 꽃가룻병 같은 알레르기 증상을 더 악화시킨다고 발표했다. 즉 황사 초미세먼지(PM2.5) 자체는 알레르기를 일으키는 물질이 아니지만 알레르기 증상을 부추기는 아쥬반트로 작용한다는 것이다.

아쥬반트 작용 이외에 초미세먼지(PM2.5)가 꽃가룻병을 더 악화시키는 원인을 이렇게 분석하는 설도 있다.

'초미세먼지(PM2.5)가 대기 중에서 꽃가루와 충돌하여 이를 더 잘게 부숨으로써 체내로 들어가기 쉬워지기 때문이다.'

하지만 초미세먼지(PM2.5)와 꽃가루의 실제 농도로 미루어보면 두 물질이 서로 부딪칠 가능성은 거의 없다.

꽃가룻병과 황사 초미세먼지(PM2.5)의 관계는 앞으로 풀

어야 할 과제이다. 지금으로는 '알레르기 질환이 있는 사람에게는 아쥬반트로 작용한다'고 할 수밖에 없다.

알레르기 질환이 없는 사람에게는 황사 초미세먼지(PM2.5)가 체내로 들어가더라도 새로이 알레르기 증상을 일으키지 않는다고 본다.

초미세먼지로부터 폐포를 지켜라

초미세먼지(PM2.5)는 대기 중의 농도가 짙어지면 건강한 사람도 호흡기계 질환으로 사망할 정도로 위험한 물질이다. 그 이유는 다음과 같다.

폐에는 폐포로 불리는 둥근 모양의 기관이 있으며, 폐의 85%를 차지한다. 폐포 하나의 크기는 지름 100~200㎛이다. 폐포는 호흡으로 들어온 공기에서 산소를 흡수하고 혈액에 녹아 있는 이산화탄소를 배출하는 작용을 한다. 다시 말하면, 폐포 하나하나의 작용이 합쳐져 폐 전체의 기능이 된다. 초미세먼지(PM2.5)는 이처럼 중요한 폐포에 나쁜 영향을 끼친다.

동그란 모양의 폐포는 자체 조직에서 분비된 액체의 표면장력으로 스스로 오그라들려고 한다. 하지만 되도록 많은 공기를 받아들이는 것이 폐포의 기능이므로 오그라들기만 하다가는 기능 저하가 일어나기 쉽다. 그래서 폐포의 표면에는 '폐 표면활성 물질(lung surfactant)'이라는 점액이 분비되는데, 이 점액이 표면장력을 완화시킨다.

초미세먼지(PM2.5)는 수분이 있는 부위에 달라붙으면 표면장력으로 주변의 수면을 끌어당긴다. 그렇기에 폐 표면활성 물질에 초미세먼지(PM2.5)가 들러붙으면 폐포가 유지해온 표면장력의 균형이 무너져 부피 변동이나 기능 장애가 생긴다. 폐포는 이웃 폐포와 연동하여 활동하므로 하나의 폐포에 장애가 생기면 주위의 폐포에도 영향이 미친다. 단단한 고체 상태의 초미세먼지(PM2.5)는 폐포에 닿는 것만으로도 상처를 입힌다.

이런 손상이 거듭되면 폐포가 파괴되어 폐기종이나 만성폐쇄성 폐 질환 같은 병이 생긴다. 자각증상으로는 호흡곤란, 기침, 가래 따위가 있다. 폐기종 환자의 80% 이상은 흡연자라고 한다. 담배연기는 각종 유해물질과 초미세먼지(PM2.5)로 이루어져 있다.

호흡기계 질환을 앓는 사람이 초미세먼지(PM2.5)를 마시

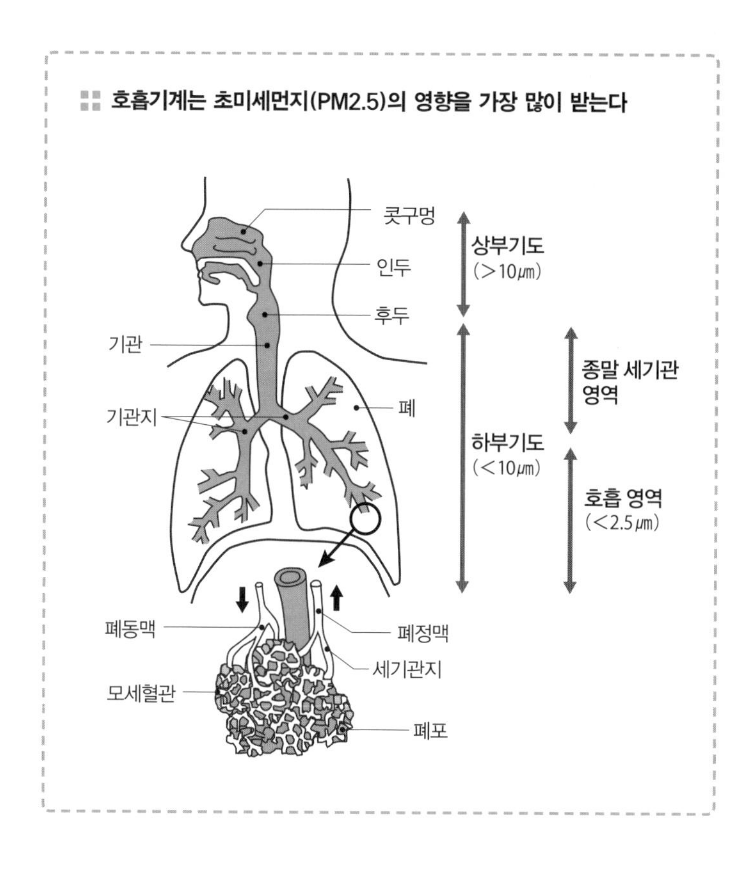

호흡기계는 초미세먼지(PM2.5)의 영향을 가장 많이 받는다

면 약해진 호흡기계 기능이 더욱 약해진다. 호흡으로 들어온 초미세먼지(PM2.5)가 들러붙는 부위는 콧구멍 · 인두 · 후두 · 기관 · 기관지 · 폐 등이다. 거듭 강조하지만 초미세먼지(PM2.5)가 일단 호흡기에 들어오면 이를 제거할 길이 없다. 그렇기 때문에 몸속 어디라도 들어오지 못하게 막아야 한다.

호흡기계 질환의 '악화인자'

'악화인자'는 질병의 직접적 원인은 아니지만 그 증세를 일으키는 데 기여하거나 증상을 나빠지게 하는 물질·기후·식품·약물·몸 상태 등을 말한다. 호흡기계·소화기계·순환기계 질환에는 모두 각각의 악화인자가 있다. 미국의 어느 연구 논문에 '초미세먼지(PM2.5)로 기관지나 폐가 손상되어 병이 생길 때 악화인자가 있으면 그 증상이 더 심해진다. 악화인자로는 이부자리 먼지, 온도 차이, 건조한 실내, 곰팡이, 애완동물, 바퀴벌레 등을 들 수 있다'는 내용이 실렸다. 호흡기계 질환의 악화인자들은 초미세먼지(PM2.5)로 생기는 병에도 영향을 끼친다는 뜻이다. 그런데 악화인자 중에 '온도 차이'란 무엇을 뜻할까? 예를 들어, 천식 환자는 대개 기도(숨길)에 염증이 생긴다. 염증이 있으면 담배연기나 알레르기 물질은 물론 공기의 온도 차이에도 민감해진다. 이런 환자들이 갑자기 찬 공기를 마시면 기도가 수축하여 호흡하기가 힘들어진다. 아침에는 생리적으로 기도가 가장 좁아진다. 이 시간대에 천식 발작이 일어나기 쉬운데, 기도가 좁아져 있는 데다 낮은 기온으로 더욱 좁아져서 자극을 받기 때문이다. 요컨대, 천식 환자에게는 담배연기 자체가 증상의 악화 요인이 된다. 그뿐만 아니라 건강한 사람에게는 전혀 문제가 되지 않는 찬 공기조차도 악화인자로 작용한다.

이는 초미세먼지(PM2.5)도 마찬가지다. 초미세먼지(PM2.5)로 손상된 기관지나 폐포는 호흡기계의 악화인자와 똑같은 물질에 의해 증세가 나빠진다. 미국에서 어린이(11~12세)들을 대상으로 한 연구에 따르면, 초미세먼지(PM2.5)·오존(O_3)·질소산화물(NOx) 등의 대기오염물질로 발병한 천식 환자에게는 애완동물로 개를 키우는 행위가 가장 위험한 영향을 끼친다. 미국에서는 일반적으로 집 안에서 개를 키우는데 이런 애완견의 비듬, 털, 똥 등이 초미세먼지(PM2.5)로 발병하는 천식의 악화인자가 된다고 보고되고 있다.

초미세먼지는 혈관 속까지 파고든다

보통 초미세먼지(PM2.5)는 숨을 들이쉴 때 체내에 들어온다. 그래서 폐 같은 호흡기나 공기가 직접 스치는 눈, 피부에 초미세먼지(PM2.5)로 인한 질병이 생긴다고 생각하기 쉽다. 실제로 베이징처럼 초미세먼지(PM2.5)가 짙은 곳에 가면 맨 먼저 눈이 아파온다. 그런데 우리가 미처 생각하지 못한 순환기계(심장과 혈관을 통칭) 질환에도 초미세먼지(PM2.5)가 영향을 끼친다고 한다.

순환기계 질환은 초미세먼지(PM2.5)가 혈관으로 파고들어서 발병한다. 초미세먼지(PM2.5)가 혈관으로 들어간다고 하면 쉽게 믿기지 않겠지만, 극히 미세한 초미세먼지(PM2.5)라면 있을 수 있는 일이다. 그 경로는 폐나 소장의 혈관에 있다.

혈관이라고 하면, 일반적으로 혈액을 온몸에 흐르게 하는 관(管)을 떠올린다. 하지만 장·폐의 말단 기관인 모세혈관에는 외부와 물질(영양분·산소·노폐물 등)을 주고받기 쉽게 구멍이 뚫려 있어서 물질 교환이 빈번히 일어난다. 이 구멍은 크기가 아주 작아서 혈액 자체(혈구)가 혈관 밖으로 흘러나가지 못한다. 이는 원래 영양분이나 산소를 받아들이려고 생긴 구멍인데, 이 구멍을 통하여 아주 작은 초미세먼지(PM2.5)가 혈관에 들어가서 순환기계에 장애를 일으키는 것이다.

초미세먼지(PM2.5)가 혈관에 들어오면 면역세포 가운데 하나인 대식세포(大食細胞)가 작용해 백혈구의 한 종류로 체내에 들어온 이물질을 잡아먹고 소화한다. 이 세포가 초미세먼지(PM2.5)를 잡아먹은 뒤에는 부스러기가 남는다. 이 부스러기는 혈액의 흐름을 타고 간이나 콩팥으로 운반되어 노폐물로서 대변 또는 소변에 섞여서 배설된다. 그런데 제때 배설되지 않고 혈관 내에 머무르면 부스러기 주위에 백혈구(림프구)가 엉겨 붙어서 단단해진다. 혈전(핏덩이)이 되고 마는 것이다. 이런 상태가 이어지면 혈관이 좁아지기도 하고 딱

딱해져 순환기계 질병으로 진행된다.

초미세먼지(PM2.5)가 혈관에 들어갈 가능성이 있는 부위는 폐나 소장이지만, 일단 들어가면 질환이 어디에서 발생할지 모른다. 미국 하버드대학의 역학연구팀에서도 이런 사실을 발표했다.

'초미세먼지(PM2.5)는 심장 질환을 일으켜 사망에 이르게 하는 원인의 하나이다.'

초미세먼지를 많이 마시면 소장 기능이 약해진다

초미세먼지(PM2.5)는 소화기계에도 나쁜 영향을 끼친다. 특히 소장이 영향을 많이 받는다.

초미세먼지(PM2.5)가 소화기계에 끼치는 영향을 확인하려고 이를 먹이에 섞어 실험용 쥐에게 먹였더니 장에서 출혈이 생겼다. 초미세먼지(PM2.5)로 말미암아 소장의 혈관에 장애가 생겼기 때문이다. 어떻게 이런 일이 생길까?

소장의 점막 표면에는 0.5~1㎜(500~1000㎛)의 길이로 도드라진 돌기 모양의 융모가 있다. 융모는 더욱 작은 미세융모로 덮여 있으며, 이 부분에서 영양분을 흡수하기 위한 미

영양분을 흡수하는 소장의 구조

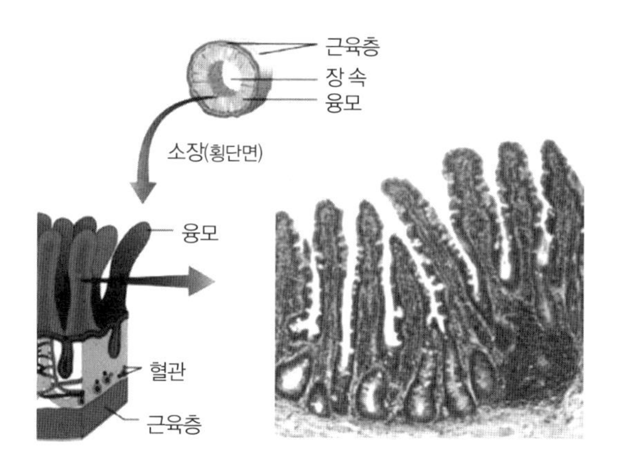

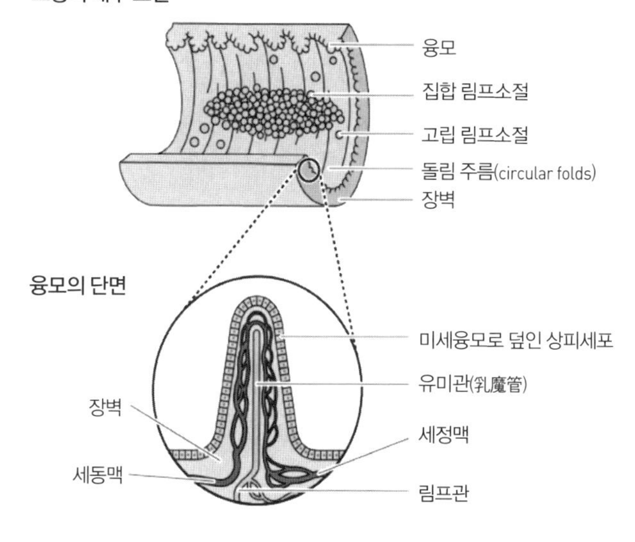

소순환(微小循環. 모세혈관과 림프관에서 일어나는 혈액순환)이 이루어진다. 초미세먼지(PM2.5)는 미세융모를 파고들어서 미소순환이 이루어지는 혈관에까지 들어간다. 영양분이라면 녹아서 흡수되겠지만, 초미세먼지(PM2.5)는 녹지 않고 혈관을 손상시키거나 막아버린다.

미세융모같이 생체의 말단 조직에서는 혈액의 흐름이 나빠질 경우 원래의 것을 버리고 새롭게 재생하는 작용이 일어난다. 초미세먼지(PM2.5)가 파고들었을 때도 같은 작용이 일어난다. 하지만 파고드는 초미세먼지(PM2.5)가 많고 그런 작용이 잦아지면 세포의 재생작용이 제때를 맞추지 못하여 장에서 출혈(하혈)이 생긴다. 출혈 부위가 넓을수록 소장은 기능이 약해지고, 결국은 영양분을 흡수하지 못하는 지경에 이른다.

그렇지만 이런 증상은 어디까지나 고농도의 초미세먼지(PM2.5)를 먹인 쥐 실험의 결과일 뿐이며, 인체의 질병 조사에서는 아직 보고된 적이 없다. 현실적인 농도로는 발병할 우려가 적으니 초미세먼지(PM2.5)가 불러일으킬 하나의 위험성 정도로만 인식하길 바란다.

초미세먼지가 안구건조증을 부른다

호흡기 다음으로 초미세먼지(PM2.5)가 많이 들어오는 부위는 눈이다. 황산·질산 같은 독성 물질이 눈에 들어오면 당연히 큰일이다. 하지만 독성이 없더라도 초미세먼지(PM2.5)가 눈에 들어오면 장애를 일으킨다.

특히 고체 초미세먼지(PM2.5)는 줄칼같이 망막을 깎는데도 이를 알아차릴 수 없다. 그 결과 자신도 모르는 사이에 눈이 새빨갛게 충혈된다. 또한 눈을 직접 손상시키지 않더라도 눈물이 제대로 작용하지 못하게 하여 시각(視覺)에 장애를 일으킨다.

눈물은 각막에 영양분을 공급하고, 눈을 깜박일 때 윤활제 역할을 하며 눈을 세정하고 소독하는 등 눈을 보호하는 작용을 한다.

그런데 초미세먼지(PM2.5)는 이런 눈물의 작용을 방해한다. 망막에 달라붙어서 눈물이 유지하던 표면장력의 균형을 무너뜨림으로써 눈 전체의 기능을 떨어뜨린다. 게다가 크기가 너무 미세하여 눈물을 분비하는 눈물샘이나 부눈물샘을 막을 수도 있다.

눈물샘이 막히면 눈물이 적게 분비되는데, 눈물의 작용이 약해지면 각막 등이 아플 수 있다. 특히 안구건조증이 있는 사람은 눈물 분비량이 적은 탓에 망막에 붙은 초미세먼지(PM2.5)를 씻어내지 못하는데, 눈을 깜박일수록 눈알이 상처를 입는다.

초미세먼지(PM2.5)가 눈에 미치는 영향은 쥐를 이용한 실험에서 그 실체가 밝혀졌다. 초미세먼지(PM2.5)의 농도를 베이징 시와 같은 수준으로 만든 환경(연기를 가득 채운 플라스틱 용기)에 쥐를 6시간마다 30분간 두었다. 그 결과 5일째부터 눈물이 나오지 않았으며, 계속 그 환경에 두니 눈에 출혈이 생겼다. 이는 눈물을 분비하는 눈물샘이나 부눈물샘을 초미세먼지(PM2.5)가 막아서 생긴, 이른바 안구건조증의 증상이다.

아토피, 겨울철 거친 피부도 초미세먼지가 원인일 수 있다

초미세먼지(PM2.5)는 우리 피부에 있는 땀구멍(안에 땀샘이 있음), 털구멍(안에 피지샘이 있음) 등을 막는다. 이러한 구멍들은 땀이나 기름 등을 체외로 내보내는 역할을 하는데 이 구멍을 막으면 땀이나 기름(피지)을 내보낼 수가 없어서 그 부위에 피부병이 생길 수 있다. 예컨대, 피부에는 랑게르한스 세포(langerhans' cells)라는 면역 기능을 담당하는 세포가 있다. 알레르기를 일으키는 알레르겐이 피부에 닿으면 랑게르한스 세포의 면역 기능이 작용하여 알레르기 증상을 일으킨다.

일반적으로 아토피를 앓던 어린이가 자라서 어른이 되면 그 증세가 누그러지기도 한다. 어릴 때는 피부를 통해 피지를 내보낼 수가 없는데, 성인이 되어 피부의 구멍을 통해 기름이 분비됨으로써 알레르겐이 피부에 직접 닿는 현상이 적어지는 까닭이다.

하지만 어른이어도 초미세먼지(PM2.5)가 피지샘의 구멍을 막으면 피지를 분비하는 데 장애가 생기고 그 영향으로 알레르기 증세가 쉽게 나타난다. 즉 초미세먼지(PM2.5)가 알레르기 증상의 유발을 부추기는 아쥬반트 구실을 하고 만다. 여성들은 흔히 겨울철에 피부가 메마르고 거칠어진다며 걱정하는데, 사실 이런 현상도 초미세먼지(PM2.5)가 피지 분비에 장애를 일으켜서 나타날 수 있다.

임산부들은 초미세먼지(PM2.5)가 모체를 통하여 태아에 영향을 끼칠까봐 걱정하는데 그런 일은 현 시점에서 없다고 할 수 있다. 설사 혈관에 들어갔다손 치더라도 모세혈관까지이며, 그 이상의 깊은 부위까지 들어갔다는 사례는 아직 확인된 바가 없다. 이와 마찬가지로, 모유를 통하여 산모에게서 유아에게 초미세먼지(PM2.5)가 옮겨 간 예도 지금으로서는 없다.

초미세먼지는 신경세포에도 영향을 끼칠까

초미세먼지(PM2.5)가 우리의 건강에 얼마만큼 영향을 끼치는지는 아직도 연구하는 단계이다. 신경세포와의 관계를 예로 들어보자. 미국의 어느 연구기관에서 초미세먼지(PM2.5)가 신경에 미치는 영향을 검증한 적이 있다. 아직 인비트로(in vitro, 시험관 실험) 단계이지만, 이런 결과가 나왔다고 한다.

'배양한 신경세포에 초미세먼지(PM2.5)를 뿌려보니 신경이 죽고 말았다.'

이 결과만 보면 '초미세먼지(PM2.5)가 눈에 붙으면 눈의 신경(말초신경)뿐만 아니라 척수·뇌와 같은 중추신경에까지 영향을 끼치는 건 아닐까?' 하는 의심이 들지만, 실제로는 초미세먼지(PM2.5)가 중추신경(뇌)까지 이르지 않는다. 하지만 만약 신경에 직접 닿는다면 실험 결과와 같이 신경이 죽을(활동을 멈출) 수도 있다. 죽지는 않더라도 분명히 신경의 활동에 영향을 받을 것이다. 세포활동은 나트륨·칼슘·칼륨이라는 이온이 세포에 작용하여 이루어지는데 그 과정은 이러하다.

세포에 나트륨이 들어가면 흥분한다(수축) → 세포에 칼슘이 들어가 흥분된 상태가 지속된다(유지) → 세포에서 칼륨이 나오면 원래로 돌아간다(이완)

이 과정은 신경을 포함한 온몸에서 똑같이 일어나며, 사람은 이러한 세포의 움직임을 통하여 활동한다. 각 이온은 전기를 띠고 있으며, 이 이온들이 드나드는 구멍들을 채널(channel)이라 하는데 그 크기나 모양은 제각기 다르다. 그런데 극히 미세한 입자인 초미세먼지(PM2.5)로부터 물리적 충격을 받으면 이 구멍들이 계속 열려 있어 이온의 균형이 깨져서 근육이나 장기의 움직임이 혼란에 빠진다. 초미세먼지(PM2.5)로 말미암아 세포는 누설전류(漏泄電流 · leakage current)를 흘리면서 본래의 작용을 할 수 없게 된다.

초미세먼지(PM2.5)가 신경세포에까지 이르러서 질환을 일으키는지는 아직 밝혀지지 않았지만 계속 관심을 가져야 한다.

초미세먼지에 노출되는 기간과 유전자에 미치는 영향

'초미세먼지(PM2.5)의 영향'이란 이물질이 체내에 들어와서 일으킨 결과를 가리킨다. 예를 들어, 눈·피부와 같이 겉으로 드러난 기관이 초미세먼지(PM2.5)에 노출되면 영향이 빨리 나타난다. 반면에 폐·장처럼 몸속에 있는 장기에 들어왔을 때는 영향이 나타나기까지 수개월 혹은 수년이 걸린다.

쥐에게 다량의 초미세먼지(PM2.5)가 섞인 먹이를 3주간 정도 계속 먹인 결과 장에서 출혈이 일어나 혈변을 누었다. 그리고 5주간 더 먹으니 몸이 부었다. 아주 많은 양의 초미세먼지(PM2.5)를 먹은 결과다. 또 초미세먼지(PM2.5)가 유전자에 미치는 영향을 증명한 연구가 있다. 유전자는 한마디로 '생물체에 필요한 갖가지 단백질과 그 소요량을 만들기 위한 정보'이다. 만약 유전자가 영향을 받으면 불필요한 단백질을 많이 만들거나 필요한 단백질을 만들지 않는 수가 생긴다.

이러한 사실이 쥐 실험에서 실제로 증명되었다. 실험용 쥐에게 초미세먼지(PM2.5)를 많이 빨아들이게 했더니 어떤 종류의 단백질을 대량으로 만들고 말았다. 그 이유는 쥐의 몸이 초미세먼지(PM2.5)를 이물질로 인식하여 이를 없애려고 효소를 많이 필요로 한 데 있었다.

효소는 단백질로 만들어지는데, 거기에는 유전자 정보가 필요하다. 효소의 필요량은 유전자에 정해져 있을 것이다. 그런데도 쥐가 초미세먼지(PM2.5)를 대량으로 먹어 많은 양의 효소가 필요하자 유전자 정보와는 별개로 많은 단백질을 만들었던 것이다. 이 영향으로 유전자 자체에는 변형이 나타나지 않았지만, 필요한 양의 단백질을 만드는 데는 변화가 생겼다.

면역력에도 같은 원리로 영향을 미칠 수 있다. 면역이란 자신의 몸 상태를 정상으로 유지하려는 활동이다. 즉 병원균·바이러스 등을 없애고, 정상 세포가 암세포로 변하지 않게끔 기관·조직·세포가 협력하는 신체의 기능이다. 면역 세포는 어느 하나가 튀거나 불거지지 않고 기능의 균형을 이룬다. 하지만 대량의 초미세먼지(PM2.5)에 노출될 경우, 특정 물질에만 집중적으로 방어함으로써 면역 기능이 균형을 잃어버린다. 균형이 깨지면 다른 이물질에 대항할 면역력이 약해지는 것을 예상할 수 있는 일이다.

초미세먼지의 피해, 의학적으로 치료할 수 있을까

초미세먼지(PM2.5)로 발생한 질환의 치료는 기본적으로 그 증상에 따라 대처하는 방법밖에 없다. 즉 눈이 나빠지면 눈을 치료하고, 폐가 나빠지면 폐를 치료하는 것이다.

결국 초미세먼지(PM2.5)의 피해를 막는 유일한 방법은 일상에서 노출을 피하는 것이다. 그런 면에서는 간접흡연이나 방사선 피폭과 똑같다. 신체에 묻은 방사선 입자를 제거할 치료법은 없으니 방사선에 쐬어서 갖가지 증세가 나타나면 바로 치료하는 수밖에 없다.

방사선을 많이 쐬면 3년쯤 지나서 백내장, 5년쯤 지나서 백혈병에 걸릴 우려가 있다. 어느 병이라도 증상이 나타났을 때 그 상태에 맞추어서 치료하면 된다. 이를테면 백내장은 백내장 수술을 하고, 백혈병은 골수 이식 등을 한다. 방사선 피폭 그 자체를 흔적도 없이 없애는 치료법은 없다. 또한 내부 피폭을 예방하려고 갑상샘 피폭을 억제하는 요오드제(Iodine tablet)를 복용하기도 한다. 방사선으로 생긴 활성산소를 제거한다는 비타민C로 생체 조직의 손상을 막으려고도 하지만 이러한 대책들도 피폭의 흔적을 완전히 지우지는 못한다.

초미세먼지(PM2.5)도 현재는 노출을 되도록 피하는 수밖에 없다. 방사선 피폭과 마찬가지로 예방약도 없으니 피하는 것이 최선책이다.

만성 신부전 환자 등이 투석 치료를 받기 전에 복용하는 크레메진(kremezin)이라는 약이 있다. 활성탄이 주성분인 이 약은 먹으면 체내에 들어 있는 초미세먼지(PM2.5)를 효과적으로 배출할 수 있다고들 한다. 즉 활성탄에 뚫린 구멍들에 초미세먼지(PM2.5)가 걸려들어서 약과 함께 배출된다고 한다. 그런데 내가 이끄는 연구팀에서 확인해보니 효과가 없었다.

초미세먼지(PM2.5)가 인체에 끼치는 영향의 위험도가 높은 순서는 폐, 눈, 장이다. 가장 효과적인 예방 수단은 마스크를 쓰는 것이다.

음식을 조리할 땐 창문을 활짝 열자

우리 밖에 있는 동물, 한데에서 키우는 채소, 바깥 공기에 노출된 식물에는 대기 중에 떠다니는 초미세먼지(PM2.5)가 붙어 있다. 식물(채소류)에는 잎의 양면에 달라붙는데, 특히 뒷면에 많이 붙는다. 하지만 이런 초미세먼지(PM2.5)는 물로 씻으면 대부분 떨어져 나간다. 아주 적은 양이 남을 수는 있는데, 음식으로 체내에 들어와서 장에 이르더라도 호흡기에는 별 영향을 끼치지 않는다.

그런데 달라붙은 것 이외에 음식물 자체에도 초미세먼지(PM2.5)가 들어 있다. 예컨대, 생선을 구울 때는 익으면서 탄

부분이 생긴다. 이 탄 부분이 바로 탄화물이다. 탄 부분도 입자가 아주 작아져서 공기역학적 지름 2.5㎛ 이하의 초미세먼지(PM2.5)가 된다. 다시 말하면, 고온에서 성질이 변하여 잘게 부스러뜨려져서 초미세먼지(PM2.5)가 되는 셈이다. 이는 배기가스에 포함된 탄화물, 목재를 태워서 나온 탄화물 등에서 생기는 초미세먼지(PM2.5)와 발생 구조가 똑같다.

하지만 그다지 위험하지는 않다. 앞서 지적한 대로 음식물은 위에서 장에 이르러 변으로 배설되는 부분이 많아서 폐보다는 위험도가 낮다고 본다. '한번 빠졌다 하면 헤어나기 어려운 구렁텅이'와 같은 폐에는 초미세먼지(PM2.5)가 쌓이지만 위에는 빠져나갈 구멍이 있어서 대단히 많은 양을 섭취하지 않는 한 초미세먼지(PM2.5)가 쌓이지 않는다.

음식에서 발생하는 초미세먼지(PM2.5)는 음식 재료에 묻은 것보다 조리 중에 생기는 연기, 그을음 등에 더 많다. 보통 가정에서 조리할 때는 연기가 적게 나지만 조리사, 특히 화덕이나 많은 숯을 사용해 조리하는(예컨대 숯불구이점) 사람은 주의할 필요가 있다. 숯이 타면서 초미세먼지(PM2.5)가 많이 발생하는데, 숯불 가까이에서 조리하는 행위는 초미세먼지(PM2.5)를 대량으로 들이마시는 것과 같다. 조리할 때 믹서로 재료를 잘게 부스러뜨리기도 하는데, 여기서도 당연히 초미세먼지(PM2.5)가 발생한다.

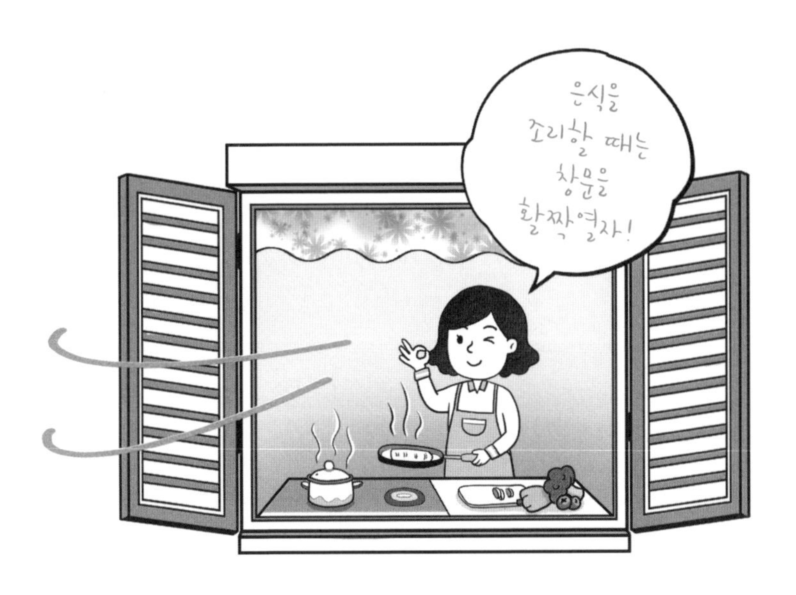

조리 중에 생기는 연기, 그을음 등에서도
초미세먼지가 발생한다.

PART 4

초미세먼지의 **위협에서 살아남기**

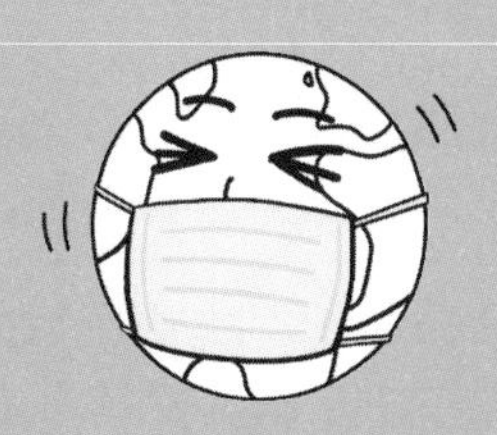

대기 중의 초미세먼지의 원인 물질은 계속 증가하고 오염 지역은 넓어져만 가는데, 초미세먼지를 거두어들이기는 기술적으로 불가능하다. 또한 초미세먼지는 일단 몸에 들어오면 몸 밖으로 내보내기 어렵다. 그래서 될 수 있는 대로 체내에 들어오지 않도록 막아야 한다. 특히 호흡기 질환 환자와 어린이, 노약자는 무조건 초미세먼지를 피해야 한다. 초미세먼지의 안심 지역이 없다고 해서, 초미세먼지의 발생을 억제할 수 없다고 해서 그저 무기력하게 초미세먼지를 들이켜고 있어야 할까? 아니다! 생활방식을 조금만 바꾸면 피해를 최소화할 수 있다.

어린이와 노약자는 초미세먼지를 무조건 피하라

초미세먼지(PM2.5)의 가장 큰 문제점은 완전히 없앨 수 없다는 것이다. 자연발생적이든 인공적이든 초미세먼지(PM2.5)는 어디서든 발생하는데 말이다.

미국의 한 연구기관은 '가정에서도 초미세먼지(PM2.5)가 발생한다'고 지적하면서 일상생활에서 초미세먼지(PM2.5)가 발생하는 상황을 리스트로 제시하였다(97쪽 표 참조).

생활하면서 생기는 초미세먼지(PM2.5)는 온갖 대책을 세워서 발생량을 줄일 수 있지만 그럴 수 없는 경우도 있다. 예를 들어 농사를 지을 때 땅, 비료처럼 꼭 필요한 것에서도

일상생활에서 발생하는 초미세먼지(PM2.5)

조리 시	식품 재료를 가열하면 눋거나 타면서 초미세먼지(PM2.5)가 발생한다.
차 운전시	브레이크를 밟으면 도로에 닿은 타이어가 닳으면서 초미세먼지(PM2.5)가 생긴다.
흡연 시	담배연기에 초미세먼지(PM2.5)가 많다.
헤어드라이어 사용 시	모터가 회전하면서 먼지를 더 잘게 부스러뜨려서 초미세먼지(PM2.5)가 생길 수 있다.
청소기 사용 시	위와 같다.
양식집에서 외식할 때	가스나 전기오븐을 쓰면 초미세먼지(PM2.5)가 1분에 1012개나 나오며, 한 사람의 노출량은 10만 개/cm3 이상이다.
의류 건조기 사용 시	섬유가 마르면서 초미세먼지(PM2.5)가 생길 수 있다.
양초를 켰을 때	그을음이 발생한다.
믹서로 주스를 만들 때	식품이 잘게 부서지면서 초미세먼지(PM2.5)가 생길 수 있다.
토스터 사용 시	식빵이 구워질 때 초미세먼지(PM2.5)가 생길 수 있다.
헤어 아이론 사용 시	머리카락이 타서 초미세먼지(PM2.5)가 생길 수 있다.
증기다리미 사용 시	증기가 바로 초미세먼지(PM2.5)이다.
쓰레기 소각 시	낙엽이나 나무를 태우면 초미세먼지(PM2.5)가 생긴다. 태우는 물질에 따라 유해물질(다이옥신 등)이 생길 수도 있다.

출처 : 웹진 〈Journal of exposure science & environmental epidemiology(2011)〉의 21(1) 2~20에 실린 '초미세먼지(PM2.5)에 관한 개인 노출'

초미세먼지(PM2.5)는 생겨난다. 그러므로 초미세먼지(PM2.5)에 대처하는 길은 발생량을 줄이는 한편, 예보에 귀를 기울임으로써 초미세먼지(PM2.5)의 정보를 파악하여 노출을 피하는 수밖에 없다.

앞서 설명했듯 초미세먼지(PM2.5)는 일단 폐에 들어오면 몸 밖으로 내보내기 어렵다. 그래서 될 수 있는 대로 체내에 들어오지 않도록 막아야 한다.

초미세먼지(PM2.5)가 우리 몸에 끼치는 피해를 담은 미국의 한 보고서에 의하면, 평소 건강한 사람은 그다지 피해를 입지 않는다고 한다. 하지만 호흡기계·순환기계 질환 환자들은 '고민감성 그룹(high sensitive group)'으로서 노출되지 않도록 주의해야 한다. 고령자와 유아도 이 그룹에 포함된다. 이 그룹의 사람들은 초미세먼지(PM2.5)에 노출될 경우 건강이 악화될 수 있다.

초미세먼지는 가급적 몸속에 들이지 마라

초미세먼지(PM2.5)는 눈에 보이지 않고 냄새도 나지 않아서 자신이 언제 어디서 노출되었는지도 알 수 없다. 호흡기계·순환기계 질환 환자나 유아, 고령자는 자치단체 등이 주의보를 발령하면 되도록 외출을 하지 않는 편이 좋다. 물론 초미세먼지(PM2.5)가 몸속에 쌓이면 건강한 사람도 피해를 당할 우려가 있다.

그러면 초미세먼지(PM2.5)의 체내 침입을 막을 수 있는 방법은 무엇일까? 자세히 살펴보자.

입안을 헹구고
눈과 손 씻기
마스크 착용
초미세먼지
주의보에는
외출 자제

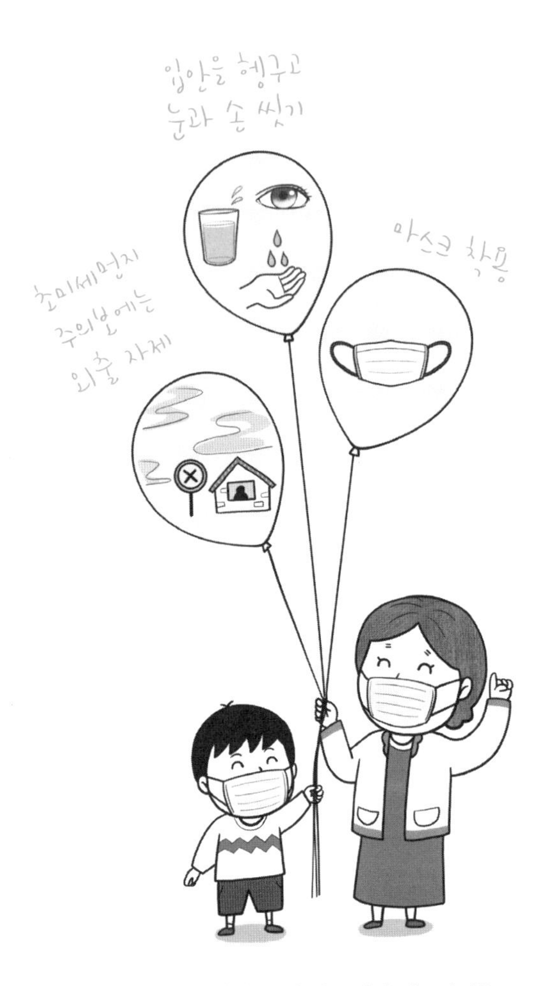

초미세먼지를 몸속에 들이지 않는 방법들.

자주 입안을 헹구고 손을 씻는다

초미세먼지(PM2.5)는 호흡으로 입 안에 붙기도 하고, 피부에도 달라붙는다. 입안에 있는 것은 삼키지 않도록 물로 헹구어야 한다. 황사 초미세먼지(PM2.5)라면 일부러 구강 세정제 같은 약을 살 필요는 없다. 외출에서 돌아오면 입 안부터 헹구는 식으로 바지런하게 대응하는 것이 효과적이다.

피부에 들러붙은 것은 곧바로 흐르는 물로 씻어내면 된다. 씻겨 내려간 초미세먼지(PM2.5)는 하수도를 거쳐 개천 등으로 흘러간다. 초미세먼지(PM2.5)를 처리할 때는 이처럼 물 밑바닥에 가라앉히는 방법이 가장 안전하다.

초미세먼지(PM2.5)는 방사성물질과 비슷한 경로로 인체에 달라붙거나 침입한다. 예를 들어, 대기 중의 방사선량(공간선량)이 적더라도 방사성물질이 지면에 가라앉아 있을 수 있다. 이런 곳을 걸으면 방사성물질이 날아올라 손이나 입 안에 들러붙는다. 그래서 지면의 방사선 농도가 높은 곳은 주의하여야 한다. 초미세먼지(PM2.5) 역시 공중에 떠다닐 뿐만 아니라 지면에 떨어져 있기도 하므로 손에 달라붙기 쉽다. 그런 손으로 코를 만지거나 눈을 비비면 안구에 붙거나 코를 거처 체내로 들어오고 만다.

초미세먼지(PM2.5)의 체내 침입을 막는 첫 번째 방법은 손에 묻거나 입 안에 들어간 물질을 제거하는 것이다.

천의 밀도가 촘촘하고 습도가 유지되는 마스크를 쓴다

초미세먼지(PM2.5)가 호흡기관을 거쳐 체내에 들어오지 못하게 하는 데는 마스크가 효과적이다. 하지만 목적에 맞는 제품을 쓰지 않으면 실속 있는 효과를 얻지 못한다.

시중에는 감기바이러스, 꽃가루 등을 막는다는 마스크가 많이 나와 있는데, 초미세먼지(PM2.5)에 대처하는 데는 천의 밀도가 촘촘하거나 조직의 구멍이 아주 작은 제품이 적합하다.

가제(gaze)와 부직포 중에서는 밀도가 더 촘촘한 부직포가 좋다는 이야기도 있다. 그렇지만 천의 구멍 크기를 보면 가제 구멍의 지름이 50~ 100㎛, 부직포는 10㎛ 정도이다. 어느 쪽도 초미세먼지(PM2.5)에 대응할 수 없다. 그렇다고 하여 초미세먼지(PM2.5)가 통과하지 못하도록 구멍을 더 작게 하면 숨쉬기가 힘들다. 그래서 요즈음은 가제든 부직포든 한 겹보다는 여러 겹으로 만드는 것이 보편적이다. 구멍 크기를 줄이기보다는 천을 겹치는 편이 효과가 더 크다.

한 겹이더라도 마스크를 물에 적신 뒤에 꼭 쥐어짜서 사용하면 효과가 좋아진다. 이는 물 분자가 마스크의 섬유에 붙어서 실질적으로 구멍을 작게 만드는 덕분이다. 단, 숨을 쉬기는 조금 힘들다.

감기바이러스는 원래 건조한 환경에 약하므로 마른 마스

크가 좋지만, 코나 목구멍의 건강을 유지하여 바이러스를

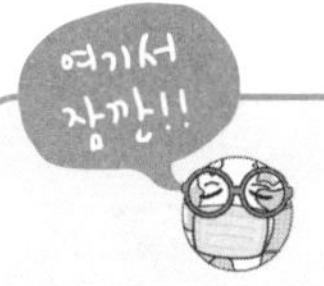

마스크 사용에 대한 조언

마스크 사용 시 몇 가지 사항만 주의한다면 효과적으로 초미세먼지(PM2.5)의 피해를 줄일 수 있다.

- 황사 마스크, 미세먼지(PM10) 혹은 초미세먼지(PM2.5)용 마스크를 사용한다(황사와 미세먼지를 여과할 수 있는 필터 내장).
- 마스크 구입 시 얼굴형을 고려해야 하며, 알맞은 사이즈를 골라 얼굴에 밀착되도록 착용한다.
- 황사나 미세먼지용 마스크는 절대 세탁하지 않는다. 세탁하면 마스크 내에 내장된 필터가 물리적으로 손상되거나 정전필터의 경우 기능이 손상되어 미세먼지를 제대로 차단하지 못할 수 있다.
- 수건이나 휴지 등으로 호흡기를 감싼 다음 그 위에 마스크를 착용하면 사용한수건이나 휴지 때문에 마스크가 얼굴에 밀착되지 않을 수 있다.
- 마스크 모양이 찌그지거나 모양이 변형되면 얼굴에 마스크가 제대로 밀착되지 않을 수 있다.
- 착용 후 마스크의 겉면을 손으로 만지면 마스크 필터가 손상될 수 있다.
- 마스크 안쪽이 오염되었을 때는 오염 부위에 세균 등이 번식할 수 있으니 새것으로 교체한다.
- 호흡기 및 심장 질환자, 임산부는 마스크를 사용했을 경우 오히려 건강에 악영향을 줄 수 있다는 의견이 있으므로 의사와 상의한 후 사용하는 것이 좋다.

물리치려면 습기가 적당한 마스크가 필요하다. 즉 바이러스에 대응하는 데는 바깥쪽이 건조하고 안쪽은 습기가 있는 마스크가 좋다.

꽃가루에 대처하는 마스크는 천의 구멍을 작게 하거나, 혹은 천을 여러 겹쳐서 만들어 가루가 걸리기 쉽게 한다. 하지만 구멍이 너무 작으면 역시 숨쉬기가 힘들다. 요약하면, 초미세먼지(PM2.5) 대책용으로는 여러 겹으로 만들어서 입자가 걸리기 쉽고, 코·목구멍을 보호하도록 습기가 있는 마스크가 좋다.

눈은 세정액보다도 물로 자주 씻는 것이 좋다

눈은 피부와 함께 맨 먼저 초미세먼지(PM2.5)의 영향을 받는 부위이다. 될 수 있는 대로 초미세먼지(PM2.5)가 눈에 붙지 않도록 주의해야 한다. 초미세먼지(PM2.5)가 많은 곳을 다녀왔다면 그 즉시 눈을 씻어내야 한다.

눈을 씻을 때는 주의가 필요하다. 최근 눈 세정액이 시중에 많이 나와 있어서인지 이를 사용하여 눈을 씻는 사람이 많다. 하지만 눈 세정액으로 눈을 자주 씻으면 안구를 덮고 있는 뮤신(mucin)이라는 점액마저 씻겨나가고 만다. 이렇게 되면 눈이 건조해져서 눈물이 안구를 보호할 수 없다. 결과적으로 초미세먼지(PM2.5)를 각막에 더 가까이 달라붙게 하는 셈이 된다.

눈을 씻을 때는 약제가 들어 있는 세정액보다 수돗물을 쓰는 편이 좋다. 그런데 수돗물에도 염소가 들어 있으니 자주 씻는 것 역시 금물이다.

눈을 씻을 때는 세수로 얼굴에 붙은 초미세먼지(PM2.5)를 씻어낸 뒤에 눈을 씻어야 한다. 그렇지 않으면 눈 주위에 붙은 초미세먼지(PM2.5)가 눈에 들어갈 수도 있다. 그리고 눈물 성분과 비슷한 인공누액을 눈에 떨어뜨리면 초미세먼지(PM2.5)를 씻어내는 효과를 볼 수 있다.

초미세먼지(PM2.5) 주의보 등이 내려지면 외출을 피하는 것이 현명하다. 하지만 어쩔 수 없이 외출해야 한다면 초미세먼지(PM2.5)가 눈에 직접 닿지 않도록 안경 등으로 막는 것이 좋다.

식이섬유·비타민을 충분히 섭취하고 가슴 근육을 단련하라

초미세먼지(PM2.5)에 대응하는 방법은 대처 요법뿐이라고 앞서 말했다. 폐나 기관지가 나빠지면 호흡기 약을 쓰고, 혈관이 막히거나 심장의 움직임이 나빠지면 순환기 약을 쓴다는 뜻이다.

어떤 이들은 위·장 등의 소화관에 들어간 초미세먼지(PM2.5)를 제거하는 데 만성신부전증 약인 '크레메진(Kremezin; 활성탄의 정화 원리를 이용)'이나 콜레스테롤혈증 약인 '콜레바인(CHOLEBINE)' 등이 효과를 낼 수 있다고 말한다. 활성탄에 뚫린 작은 구멍에 초미세먼지(PM2.5)가 걸려들어 약과 같이 배설된다는 주장이다. 그러나 이 약은 초미세먼지(PM2.5)를 배출하는 효과가 없다. 게다가 이 약에는 아주 적은 양이지만 초미세먼지(PM2.5)가 들어 있다. 말하자면, 초미세먼지(PM2.5)를 제거한다고 초미세먼지(PM2.5)를 먹는 꼴이다. 정말로 하나만 알고 둘은 모르는 행태이다.

앞으로 초미세먼지(PM2.5)의 대책이라고 내세우는 건강식품 등이 많이 나올 텐데, 그 효과가 증명되지 않은 상품에는 관심을 가질 필요가 없다. 장에 들어온 초미세먼지(PM2.5)를 배출하려면 식이섬유가 풍부한 음식을 충분히 먹어서 배변을 제대로 하여야 한다. 이때 포장되지 않은 과일이나 채소는 물에 담갔다가 흐르는 물에 씻어 먹어야 안심할 수 있다. 또한 초미세먼지(PM2.5)는 신체기능의 균형을 무너뜨리는 '산화 스트레스(oxidative stress)'도 생기게 하는데, 이는 비타민류를 적절히 섭취하면 예방할 수 있다. 기본은 마스크를 써서 체내에 들어오지 않게 하거나, 성능이 좋은 공기청정기 등으로 초미세먼지(PM2.5)를 없애는 데 있다.

초미세먼지(PM2.5)에 대처하는 방법으로 호흡을 편하게 하는 운동요법도 있다. 폐를 움직이는 힘의 75%는 횡격막에서, 나머지 25%는 흉근(胸筋)에서 나온다. 살이 많이 찐 사람은 뱃살의 방해로 횡격막을 마음대로 움직이지 못하여 숨쉬기가 힘들다. 한편, 나이가 많으면 흉근의 힘이 약해지므로 호흡이 얕아진다. 하지만 횡격막의 힘은 나이를 많이 먹어도 그다지 빨리 약해지지 않는다. 그래서 제대로 호흡하여 숨이 막히지 않으려면 뱃살을 빼서 횡격막을 자유롭게 움직이고 흉근의 힘을 유지하여야 한다.

가슴 근육을 단련하는 데는 팔을 아래위로 움직이는 운동이 효과적이다. 양팔을 앞으로 뻗어서 올렸다가 어깨높이만큼 내리기를 반복한다. 될 수 있으면 하루 15분쯤 운동하는 것이 좋다. 이를 한 번에 다 할 필요는 없으며, 화장실에 앉아 있을 때 등 자투리 시간 2~3분을 합쳐서 15분 정도 하면 된다. 그리고 욕탕에 몸을 담근 채 물속에서 손뼉을 치면 물의 저항으로 가슴 근육이 단련된다.

이와 같이 숨 쉬는 힘은 단련할 수 있지만, 초미세먼지(PM2.5)나 이물질로 나빠진 부위는 되돌릴 수 없다. 공기가 맑은 곳으로 거처를 옮기는 등 전지(轉地) 요법을 써도 증상이 더 나빠지지 않을 뿐 그 이상의 효과를 보기는 어렵다. 안타깝게도 초미세먼지(PM2.5)나 이물질로 폐에 생긴 병은 완전히 치료할 수 없다.

거듭거듭 강조하지만, 초미세먼지(PM2.5)가 원인인 폐 질환은 증세가 천천히 나빠진다. 병이 난 사실을 알았을 땐 이미 손을 쓸 수 없는 지경인 경우가 많다. 초미세먼지(PM2.5)는 정말로 무서운 물질이다.

공기청정기는 필터의 성능을 따져 골라라

공기청정기를 고를 때는 흔히들 '몇 m²까지 사용 가능한가?'라는 사용 면적을 기준으로 삼는다. 하지만 초미세먼지(PM2.5)에 대처하려면 사용 면적이 아니라 필터의 성능이나 공기 순환 능력을 따져 공기청정기를 골라야 한다. 왜냐하면 꽃가루와 초미세먼지(PM2.5)는 입자 크기가 전혀 달라서 꽃가루는 제거하더라도 초미세먼지(PM2.5)까지 제거할 수 있는 공기청정기는 많지 않기 때문이다.

꽃가루는 지름이 20~50㎛로 초미세먼지(PM2.5)보다 크고 무거워 실내에 들어오면 몇 분 내에 바닥에 떨어진다. 일단 바닥에 가라앉은 꽃가루는 약한 기류(氣流)로 빨아들일 수 없다. 그래서 꽃가루용 공기청정기는 강한 기류로 꽃가루를 날아오르게 하여 빨아들이는 구조로 만들어져 있다. 반면에 초미세먼지(PM2.5)는 매우 작고 가벼워 공중에 떠 있는 시간이 길므로 그다지 강하지 않은 기류로도 빨아들일 수 있다. 하지만 꽃가루 크기에 맞춘 필터로는 여과 구멍이 커서 초미세먼지(PM2.5)를 걸러낼 수 없다. 그래서 구멍이 작은 필터를 장착한 공기청정기가 필요하다.

요즈음은 병원 등에서 사용하는 헤파필터(High Efficiency Particulate Air filter)라는 고성능 필터를 장착한 공기청정기가 판매된다. 헤파필터는 원자력 연구 초기에 공기 중의 방사성 미립자를 정화시키기 위해 개발된 공기 정화 장치다. 헤파필터는 지름 0.3㎛ 크기의 입자까지 걸러낼 정도로 성능이 우수하므로 초미세먼지(PM2.5)도 제거할 수 있다.

문제는 필터의 수명인데, 이는 사용하는 환경에 따라 차이가 크다. 가전 업체에서는 필터의 수명을 하루에 피우는 담배 개비 수로 표시한다. 최신 필터는 하루에 5개비를 피우는 흡연자라면 10년간 쓸 수 있다고 한다. 환경기준(35㎍/㎥) 이내라면 초미세먼지(PM2.5) 대책용의 필터 수명은 '담배 개비 수'로 표시한 성능 기준과 같다고 보면 된다.

초미세먼지(PM2.5)는 독성이 없으므로 필터에 달라붙으면

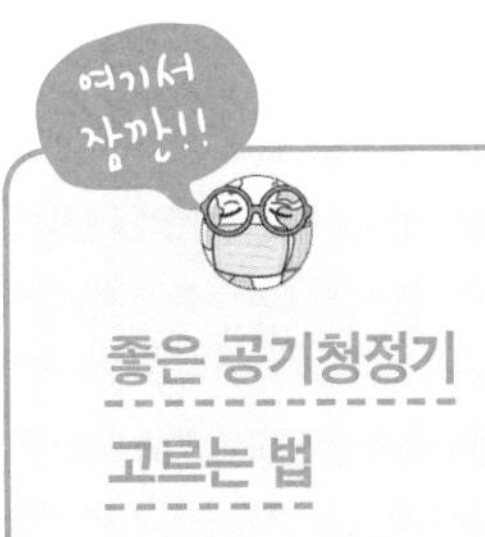

좋은 공기청정기 고르는 법

국내에서 판매되는 공기청정기만 해도 종류가 아주 다양하다. 모두 고성능 제품이면 좋겠지만, 공기청정기로서의 기능을 제대로 하지 못하는 제품도 있다. 안심하고 쓸 수 있는 공기청정기는 어떤 것일까? 공기청정기를 선택할 때는 다음 사항을 참고하여 선택하길 바란다.

- 미세한 먼지가 잘 제거되며, 감기바이러스·꽃가루·집먼지진드기 등 초미세 오염물질도 잡아주는가? 악취는 물론 담배연기나 새집증후군 등 오염물질도 제거되는가?
- 공기를 강제로 순환시켜 정화해주며 전기료나 필터 유지보수비가 적절한가? 필터 사용량에 따라 필터 오염 정도가 보여지고 필터 교환이 용이한가?
- 3단계 정화 시스템을 장착했는가? 3단계 정화 시스템이란 큰 먼지와 초미세먼지를 모두 거르고 탈취 기능까지 갖춘 것을 말한다. 특히 고성능의 집진 헤파필터(HEPA filter)를 장착한 공기청정기일수록 초미세먼지 제거 효율이 높다.
- 한국공기청정기협회의 'CA마크', 미국 가전제조사협회의 'AHAM 인증' 등 신뢰할 수 있는 인증기관 마크를 획득하였는가? 특히 'AHAM 인증'을 받은 제품은 국내 제품 중 몇 되지 않는다.
- 모터의 소음은 어떠한가? 수면을 방해하지는 않는가? 센서가 있어 자동작동 기능이 있는가?

차량 공기청정기의 경우, 얼마나 강력하게 공기를 정화하는지를 따져야 한다. 초미세먼지뿐만 아니라 박테리아, 바이러스까지 동시에 제거해주는 필터를 장착한 제품이 좋다. 또한 필터 교체가 쉬운 '일체형 필터' 제품이라면 보다 손쉽게 관리를 할 수 있다.

더는 해를 끼치지 않는다. 하지만 아무리 성능이 우수한 공기청정기이더라도 필터의 수명이 다하면 초미세먼지(PM2.5)를 제거할 수 없다. 공기만 되풀이하여 돌릴 뿐이다. 게다가 초미세먼지(PM2.5)를 제거할 수 있는 공기청정기는 필터의 구멍이 작아서 큰 입자를 더 많이 거를 수 있다. 그만큼 필터가 막히기 쉽다는 뜻이다. 따라서 필터를 부지런히 교환하는 것이 초미세먼지(PM2.5)를 실내에 한시라도 두지 않는 가장 안전한 방법이다.

직장에서도 초미세먼지 대책이 절실하다

실내에 초미세먼지가 들어오지 않도록 노력해야 한다.

초미세먼지(PM2.5)에 대처하는 데 있어서 직장이 가정과 크게 다른 점은 많은 사람이 신빌을 신은 채 드나든다는 점이다. 초미세먼지(PM2.5)는 신발에 묻어서 실내에 들어온다. 그리고 일단 바닥에 떨어졌다가도 공기 조절 장치 등에서 나온 바람에 날려 떠다닌다. 그래서 실외용 신발과 실내용 신발을 구분해 신을 것을 추천한다. 신발을 갈아 신기가 어렵다면 신발 바닥을 떨 수 있는 매트를 쓰는 것이 효과적이다. 하지만 떨기만 하고 오랫동안 매트를 바꾸지 않으면 초미세먼지(PM2.5)를 계속 쌓는 꼴이 된다. 매트는 깨끗이 씻어서 사용하고, 정기적으로 교환하여야 한다. 근래에는 점착성이 있는 매트도 나왔는데, 초미세먼지(PM2.5)가 한번 붙으면 떨어져 나가지 않아서 효과적이다.

또 실외에서 실내로 들어갈 때 옷을 터는 것만으로도 옷에 묻은 초미세먼지(PM2.5)를 상당히 떨어뜨릴 수 있다. 자동차 운전 중에도 초미세먼지(PM2.5)에 노출된다. 자동차가 달리는 동안 타이어 · 브레이크 · 도로 등이 닳으면서 초미세먼지(PM2.5)가 발생한다. 미국의 어느 연구에서는 이러한 초미세먼지(PM2.5)가 자동차의 '외부 공기 유입 구멍' 등을 통하여 차 안으로 들어온다고 밝혔다. 이처럼, 인체에 어느 정도 영향을 끼치는지는 알 수 없지만 초미세먼지(PM2.5)가 늘 우리 곁에 있다는 것을 의식하며 살아야 한다.

흡연 구역과 비흡연 구역을 철저히 분리한다

담배의 3대 유해물질로 니코틴, 타르, 일산화탄소를 꼽는다. 일반적으로 이 물질들만 제거하면 건강에 문제없다고 생각하지만, 이 유독물질들은 흡연자에게만 영향을 크게 미칠 뿐 간접흡연자에게는 오히려 담배연기에 포함된 초미세

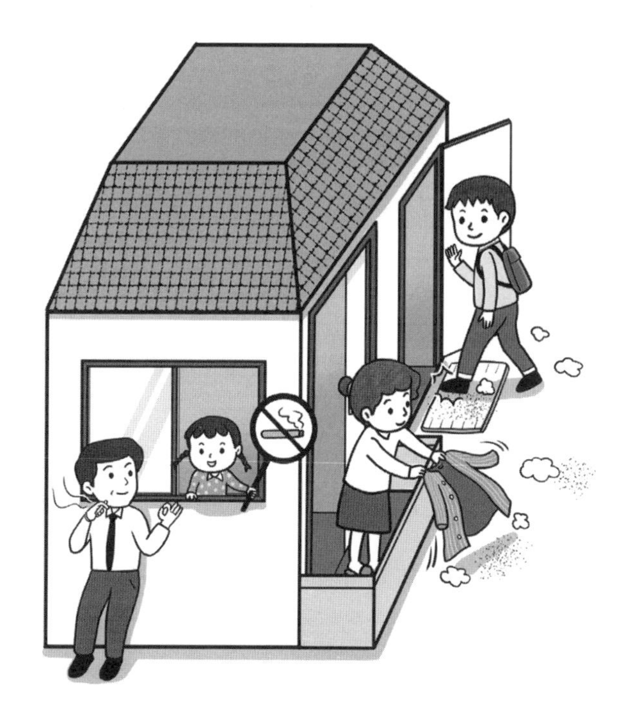

초미세먼지가 늘 우리 곁에 있다는 것을 의식하며
실내에 초미세먼지가 들어오지 않도록 노력해야 한다.

먼지(PM2.5)의 영향이 더 크다. 그렇기 때문에 담배연기의 피해를 줄이기 위해 흡연과 비흡연의 공간을 완전히 분리하는 것이 중요하다.

담배가 흡연자에게 끼치는 영향이 제일 큰 물질은 타르이고, 그다음이 니코틴이다. 이 물질들은 독성이 강하여 그 피해가 뚜렷이 드러나는데, 이미 지적했듯 초미세먼지(PM2.5)의 영향도 아주 심각하다. 그 이유는 담배를 피우지 않는데도 폐암에 걸리는 주된 원인이 담배연기에 함유된 초미세먼지(PM2.5)에 있다고 보기 때문이다.

담배 한 개비에서 발생하는 초미세먼지(PM2.5)의 양은 12㎍이다. 이 분량이 방 안에 퍼지면 어느 정도의 농도로 나타나는지는 중국에서 실시한 흡연·초미세먼지(PM2.5)의 연구로 밝혀졌다. 그 결과는 다음과 같다.

① 35㎡의 밀폐된 실내에서 첫 번째 사람이 담배를 피우기 시작하자 그전까지 30㎍/㎥이었던 초미세먼지(PM2.5)의 농도가 400㎍/㎥, 두 번째 사람이 피우니 800~1200㎍/㎥, 끝으로 세 번째 사람이 피우니 2000㎍/㎥로 뛰어올랐다(베이징 시 소재 수도의과대학 위생실험실).

② 5㎡의 주방에서 담배 한 개비를 피우니 10분 안에 실내의 초미세먼지(PM2.5) 농도가 6000㎍/㎥로 짙어졌다.

요컨대, 한 개비를 피웠을 뿐인데 환경기준은 말할 것도 없이 '외출 주의 권고' 기준인 70㎍/㎥도 훌쩍 뛰어넘는다. 담배에서 나오는 초미세먼지(PM2.5)가 인체의 건강에 엄청난 피해를 준다는 사실을 짐작하게 한다.

청소와 빨래를 잘못하면 초미세먼지를 고스란히 들이켤 수 있다

실내를 자주 청소해 실내의 초미세먼지(PM2.5)를 제거해야 하는데 청소할 때는 집 주위부터 하는 것이 중요하다. 베란다가 있는 집이라면 베란다부터 청소한다. 물로 씻어내는 등 먼지가 날리지 않게 한 뒤에 시작한다. 마당이 있다면 물을 뿌린 뒤에 청소하는 방법도 효과적이다. 방을 청소할 때는 청소 전에 물을 뿌려서 초미세먼지(PM2.5)가 바닥에 가라앉기를 5~10분 정도 기다렸다가 걸레질을 하는 방법이 괜찮다. 청소의 필수품, 진공청소기는 초미세먼지(PM2.5)를 제거하는 데 효과가 있을까?

요즈음은 원심력으로 먼지를 빨아들이는 유형의 청소기가 인기이다. 이러한 원심 분리 방식의 청소기는 먼지의 질량이 어느 정도 되지 않으면 원심력이 작용하지 않아서 빨아들일 수 없다. 물론 극히 미세한 초미세먼지(PM2.5)를 빨아들이기는 더욱 어렵다. 청소 등으로 모은 초미세먼지(PM2.5)는 땅속에 묻는 편이 좋다. 분리수거 기준을 지킨답시고 쓰레기봉투에 담아 내놓으면 결국 대기 중에 다시 날려 보내는 꼴이 되고 만다. 양이 적을 때는 하수에 흘려보내서 다시 날아오르지 않게 하는 방법도 좋다.

그리고 청소할 때 쓰는 분무제(소독제 · 세정제 등)의 물방울에서도 초미세먼지(PM2.5)가 나온다. 이런 약품에서 생긴 초미세먼지(PM2.5)가 체내에 들어오면 매우 위험하므로 방호용 마스크 · 안경 · 장갑 등을 착용하여야 한다.

꽃가루보다 훨씬 미세한 초미세먼지(PM2.5)는 직물 틈새를 파고들기 때문에 가급적 세탁물 · 이불 등은 초미세먼지(PM2.5)에 노출하지 말아야 한다. 어쩔 수 없이 바깥에서 말렸다면 10분 정도 털어낸 뒤에 실내에 들여야 한다.

옮긴이 _ 배영진

부산대학교를 졸업했다. 젊은 시절에는 육군본부 통역장교(R.O.T.C)로 복무하면서 번역의 묘미를 체험했다. 삼성그룹에 입사해 중역으로 퇴임할 때까지 23년간 일본 관련 업무를 맡았으며, 그중 10년간의 일본 주재원 생활은 지금의 번역가 인생에 큰 영향을 끼쳤다. 요즘은 일본어 전문 번역가로서 유익한일본 도서를 기획·번역하고 있다.
옮긴 책으로는《장이 깨끗하면 뇌도 건강해진다》,《아이 두뇌, 먹는 음식이 90%다》,《단백질이 없으면 생명도 없다》,《장뇌력》,《당뇨병, 약을 버리고 아연으로 끝내라》,《1일 3분 인생을 바꾸는 배 마사지》 등이 있다.

은밀한 살인자, 초미세먼지 PM2.5 위협에서 살아남기

초판 1쇄 인쇄 2020년 5월 11일
초판 1쇄 발행 2020년 5월 18일

지은이 이노우에 히로요시
옮긴이 배영진
펴낸이 강효림

편집 곽도경
디자인 채지연
일러스트 주영란
마케팅 김용우

용지 한서지업(주)
인쇄 한영문화사

펴낸곳 도서출판 전나무숲 檜林
출판등록 1994년 7월 15일·제10-1008호
주소 03961 서울시 마포구 방울내로 75, 2층
전화 02-322-7128
팩스 02-325-0944
홈페이지 www.firforest.co.kr
이메일 forest@firforest.co.kr

ISBN 979-11-88544-47-9 (14510)
979-11-88544-42-4 (세트)